Klaus Baumgart

Lauras Stern

Traumhafte Gutenacht-Geschichten

Text von Cornelia Neudert

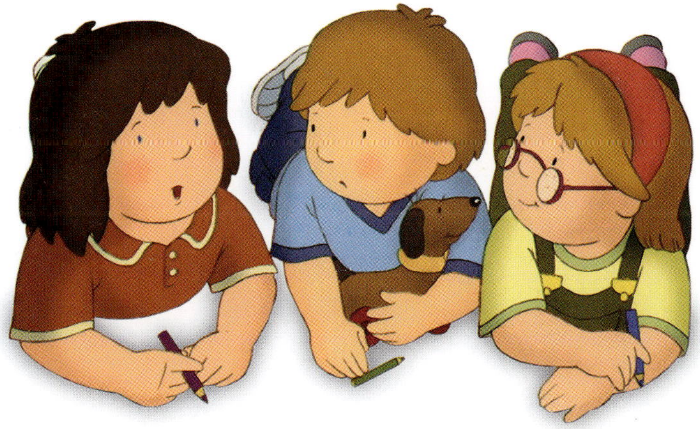

BAUMHAUS VERLAG

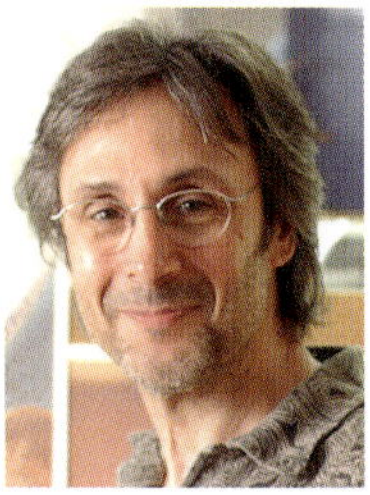

Klaus Baumgart, Jahrgang 1951, gehört mit seinen weltweit über 5 Millionen verkauften Büchern zu den international erfolgreichsten Bilderbuchkünstlern. Die Bücher des renommierten Grafikdesigners, für die er zahlreiche internationale Preise und Auszeichnungen erhielt, werden in über 30 Sprachen veröffentlicht. Zu Klaus Baumgarts Gesamtwerk gehören neben der erfolgreichen Reihe *Lauras Stern* auch die beliebten *Tobi*-Bücher über das kleine grüne Ungeheuer und die Gespenstergeschichte *Elli – Ungeheuer geheim*. Der Zeichentrickfilm *Lauras Stern* lief sehr erfolgreich in den deutschsprachigen Kinos und wurde 2005 als bester deutscher Kinder- und Jugendfilm ausgezeichnet. 2009 folgte das zweite Kinoabenteuer *Lauras Stern und der geheimnisvolle Drache Nian*.
Neben seiner Tätigkeit als Bilderbuchmacher unterrichtet Klaus Baumgart an der FHTW Berlin im Fachbereich Kommunikationsdesign. Er lebt mit seiner Frau, seiner Tochter und Hund Barny in der Nähe von Berlin.

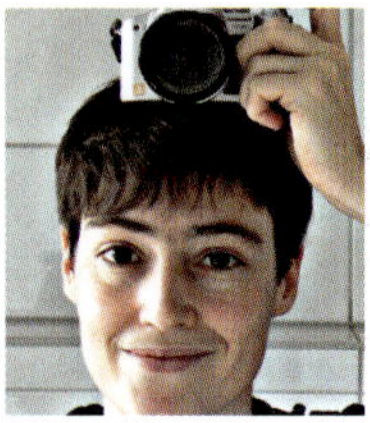

Cornelia Neudert wurde 1976 in Eichstätt geboren. Sie studierte deutsche und englische Literaturwissenschaft sowie Kunstgeschichte. Seit vielen Jahren macht sie beim Bayerischen Rundfunk Radioprogramm für Kinder.
In Zusammenarbeit mit Klaus Baumgart schrieb sie die Texte zu den Filmbüchern *Das große Lauras Stern-Buch* und *Lauras Stern und der geheimnisvolle Drache Nian*, zu der Erstleser-Reihe *Lauras Stern* und den *Lauras Stern Gutenacht-Geschichten*. Ihre beiden Kinderromane *Der geheimnisvolle Drachenstein* und *Das geheimnisvolle Drachentreffen* sowie der Erstleser-Band *Ein Herz für Vampire* erschienen im Baumhaus Verlag.

ISBN 978-3-8339-0087-7

Lektorat: Gabi Strobel
Bildredaktion: Cornelia Neudert
Satz + Lithos: Helmut Schaffer
Druck + Bindung: Himmer AG, Augsburg

Printed in Germany

MIX
Papier aus verantwortungsvollen Quellen
FSC® C095359

4 6 8 7 5

Sie finden uns im Internet unter www.baumhaus-verlag.de
Bitte beachten Sie auch www.luebbe.de

Inhalt

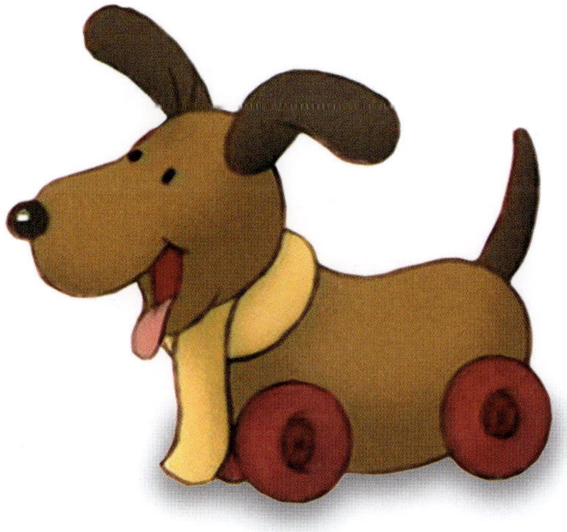

Laura hat einen ganz besonderen Freund, ihren Stern. Laura erzählt ihm jeden Tag, was sie so alles erlebt: von Tommy, ihrem kleinen Bruder, von Sophie, ihrer Freundin, und von Mama und Papa. Sie erzählt ihm, ob sie traurig ist oder fröhlich oder ängstlich oder mutig.
Und manchmal kommt der Stern mit seinem glitzernden Sternenlicht zu ihr …

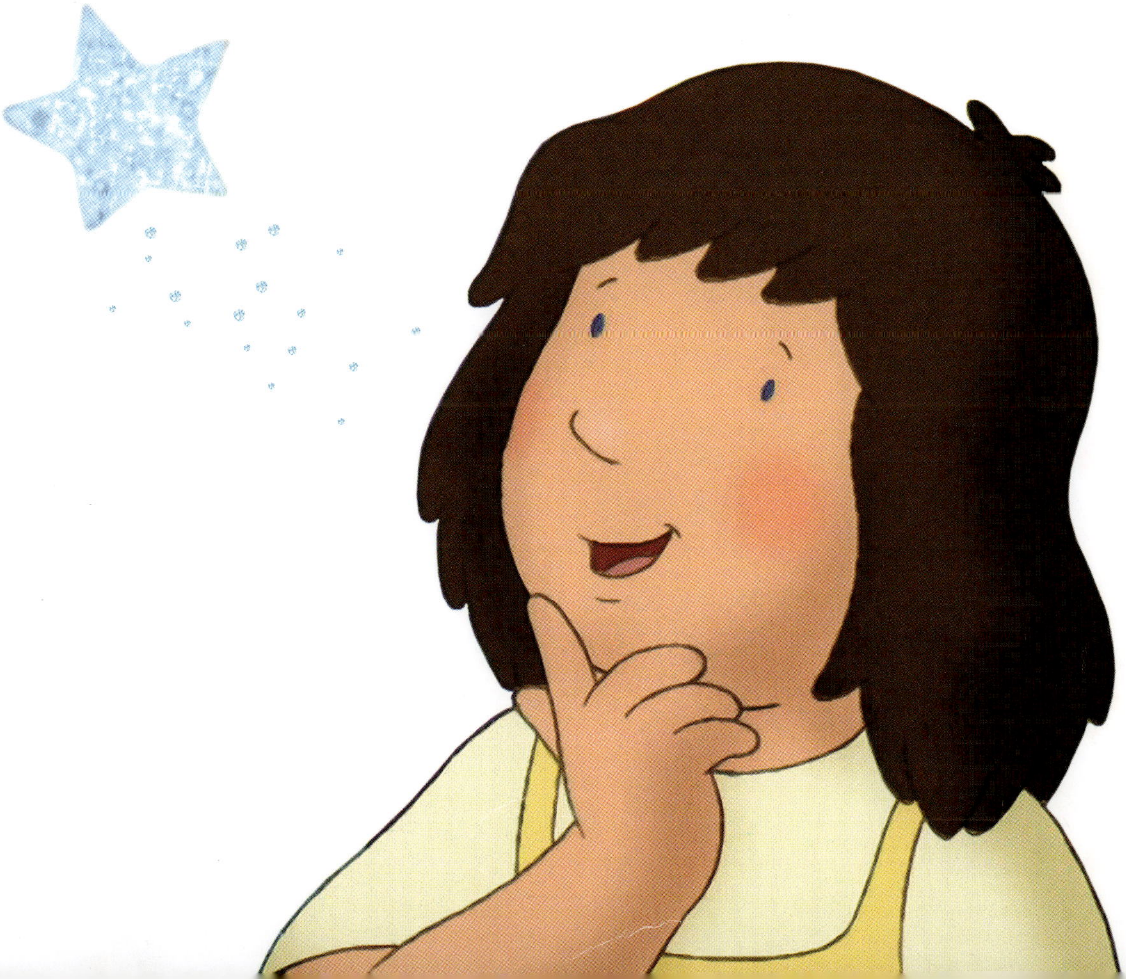

Beste Freunde

Laura und Sophie haben in den Büschen am Zaun ein Versteck. Dort können sie in Ruhe spielen, ohne dass sie jemand stört. Heute hat Sophie eines ihrer Rennautos dabei.
„Eigentlich finde ich Rennautos total doof", sagt sie. „Ich weiß gar nicht, warum ich immer so viele geschenkt bekomme!"
„Ich mag Rennautos auch nicht", sagt Laura. „Man merkt eben, dass wir beide richtige Freundinnen sind!"

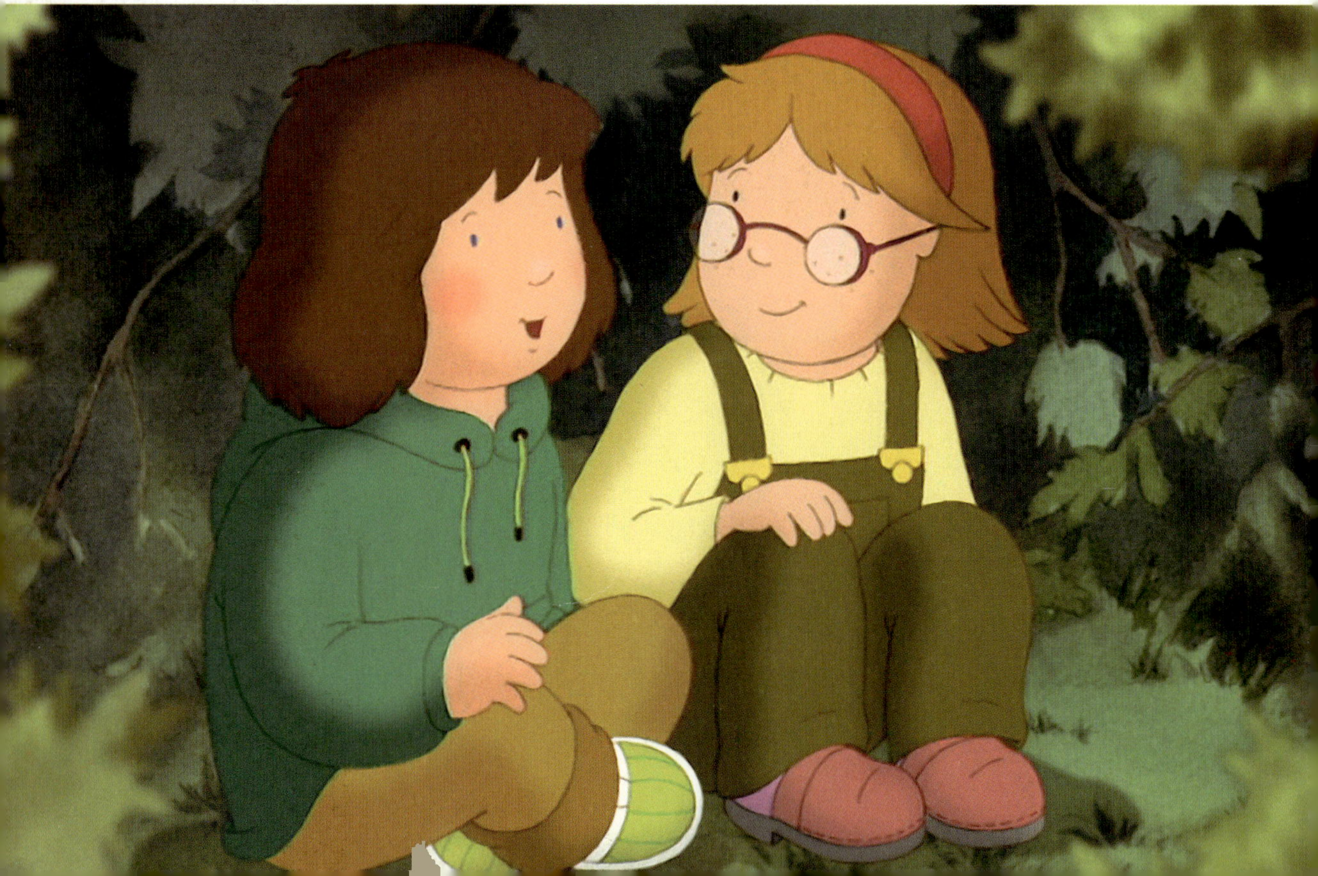

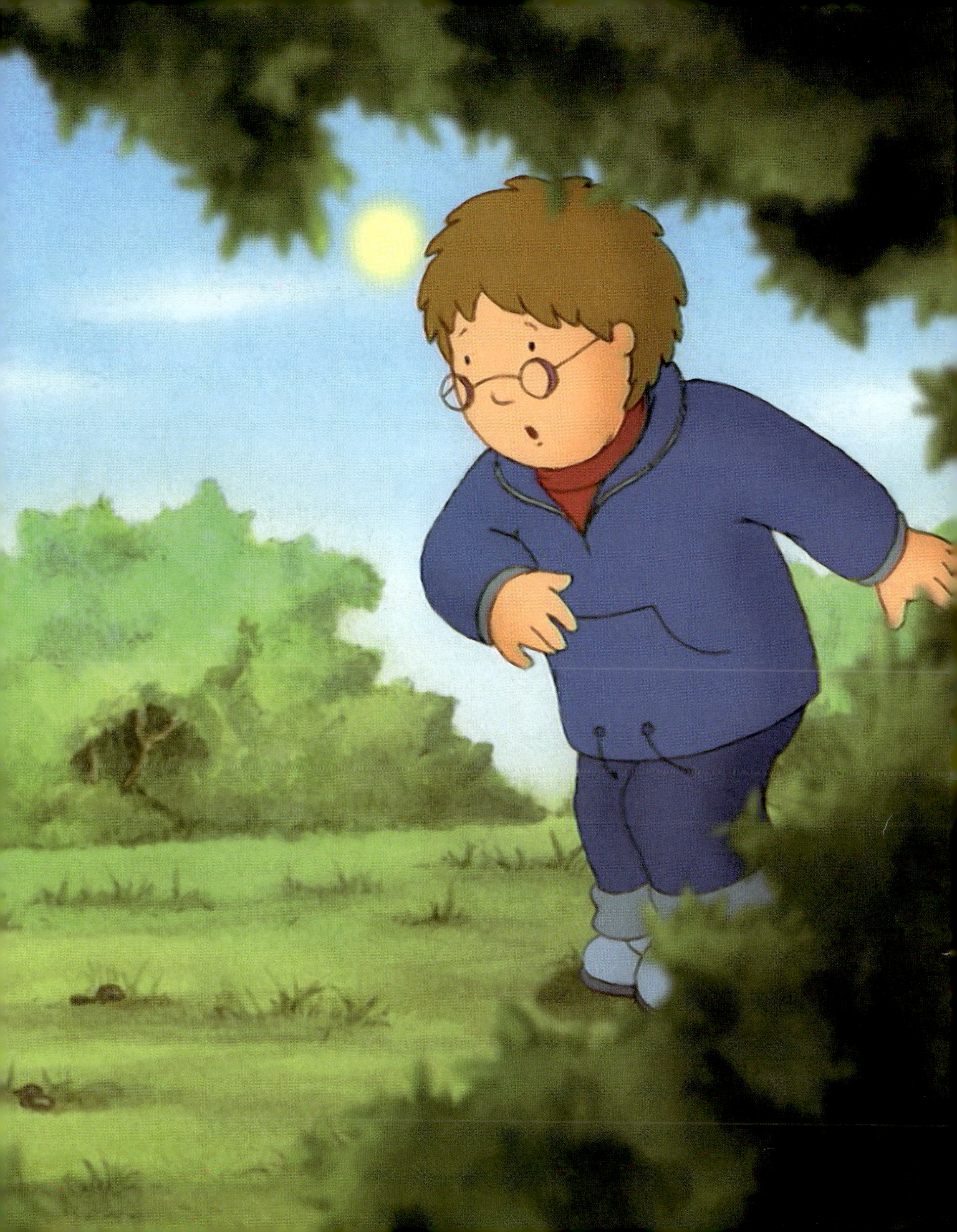

Laura will gerade nach ihrem Spielzeugindianer greifen, da bemerkt sie, dass vor der Hecke Paul vorbeigeht.
„Huhu, Paul!“, ruft sie.
„Pscht! Nicht!“, flüstert Sophie und hält ihr den Mund zu.
„Das ist doch unser Geheimversteck! Das kannst du doch nicht jedem hergelaufenen Heini verraten!“
Damit hat Sophie zwar recht, aber Laura protestiert trotzdem:
„Paul ist doch kein Heini!“
„Pscht!“, macht Sophie noch einmal, denn Paul hat ihre Stimmen gehört und sieht sich suchend um.
„Laura?“, ruft er.
Laura lächelt.
„Siehst du! Er wusste sofort, dass ich es bin“, flüstert sie Sophie zu.
Sophie mustert Laura mit gerümpfter Nase.
„Sag bloß, du findest den – gut!“

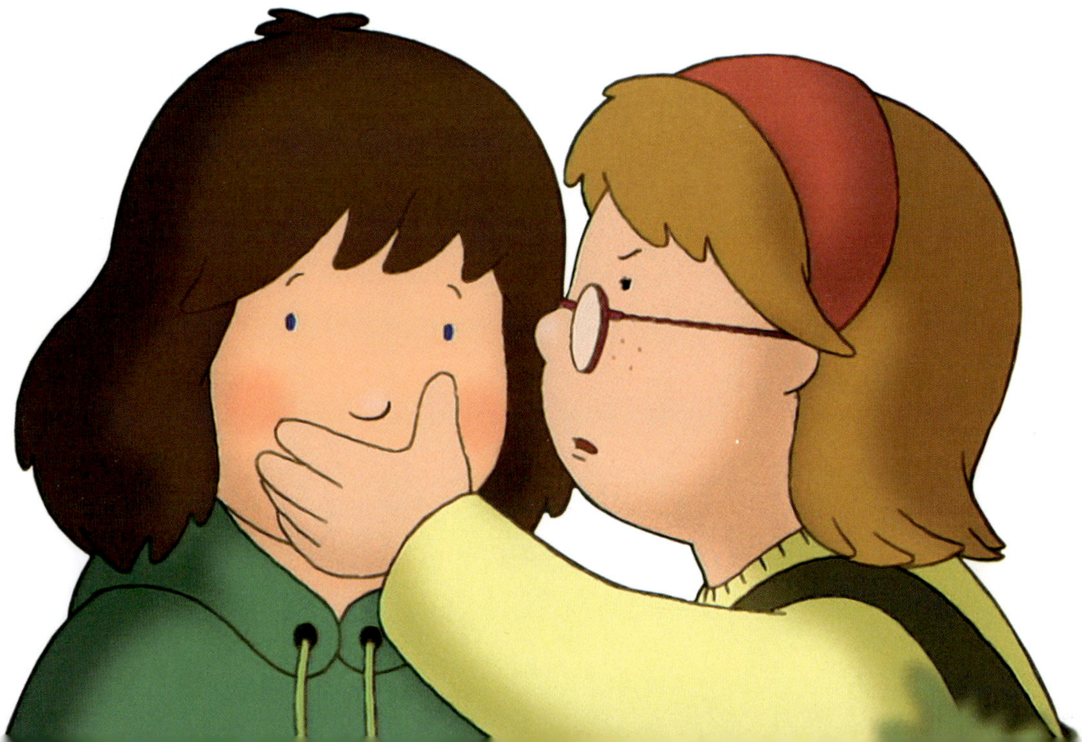

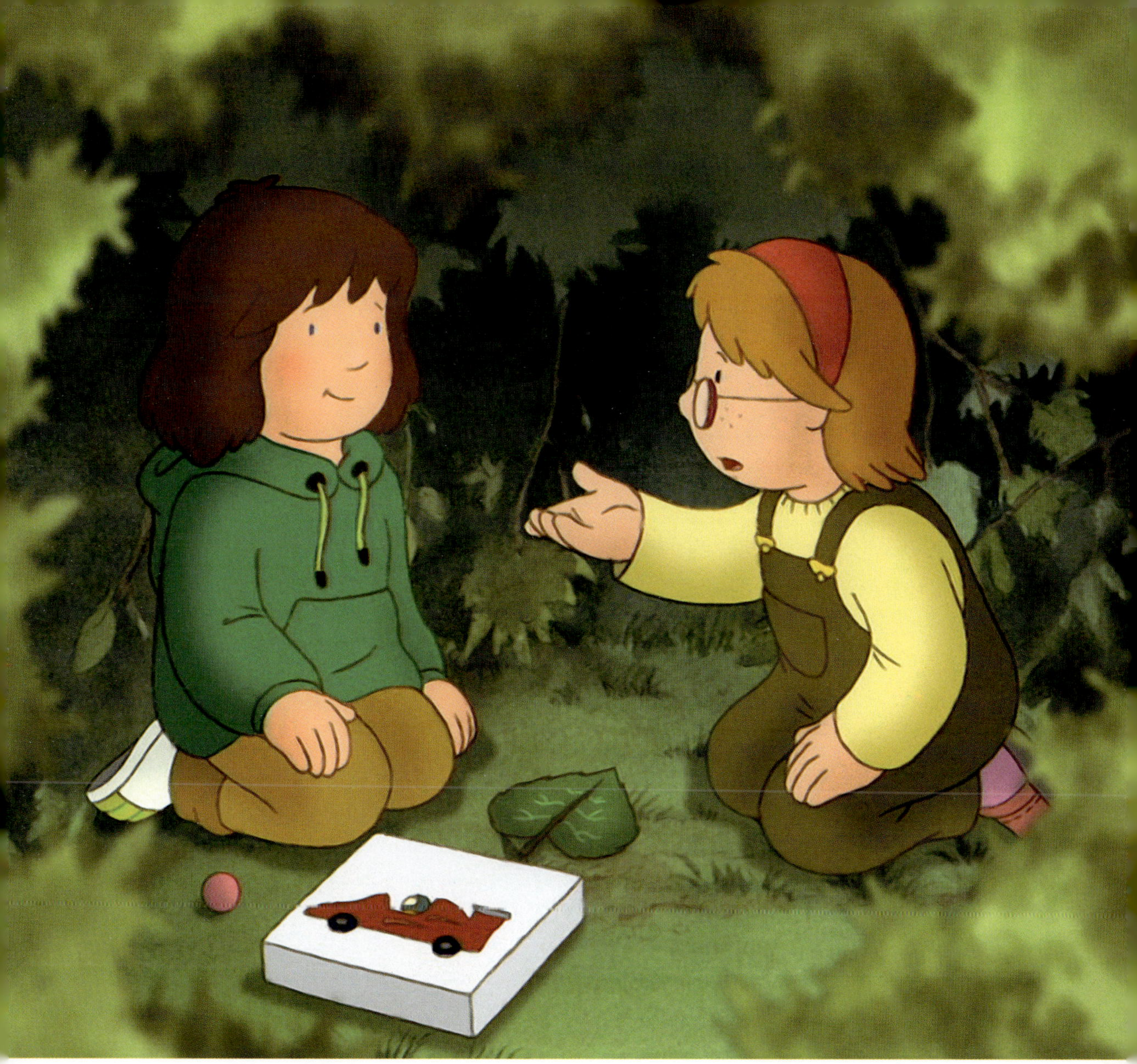

Laura wird ein bisschen rot.
„Ich finde ihn jedenfalls viel weniger doof als Sven oder Felix“, sagt sie. Aber sie merkt, dass Sophie nicht überzeugt ist. Also schlägt sie vor weiterzuspielen. Trotzdem muss Laura immer an Paul denken.

Als Laura ihren Indianer aufhebt, entdeckt sie unter dem Busch ein großes Blatt. Wenn man es mit dem Stiel nach oben hält, sieht es aus wie ein Herz.
„Oh, das kann ich gut brauchen. Ich muss nachher nämlich noch ein Geburtstagsgeschenk basteln“, lächelt Laura.
„Wer hat denn Geburtstag?“, fragt Sophie neugierig.
„Na, Paul!“, entgegnet Laura. „Morgen! Und Freunden schenkt man doch was zum Geburtstag.“
Sophie ruft empört: „Aber *ich* bin doch deine Freundin!“
Laura versteht gar nicht, warum sie sich plötzlich so aufregt.
„Paul kann doch *auch* mein Freund sein!“, sagt sie.

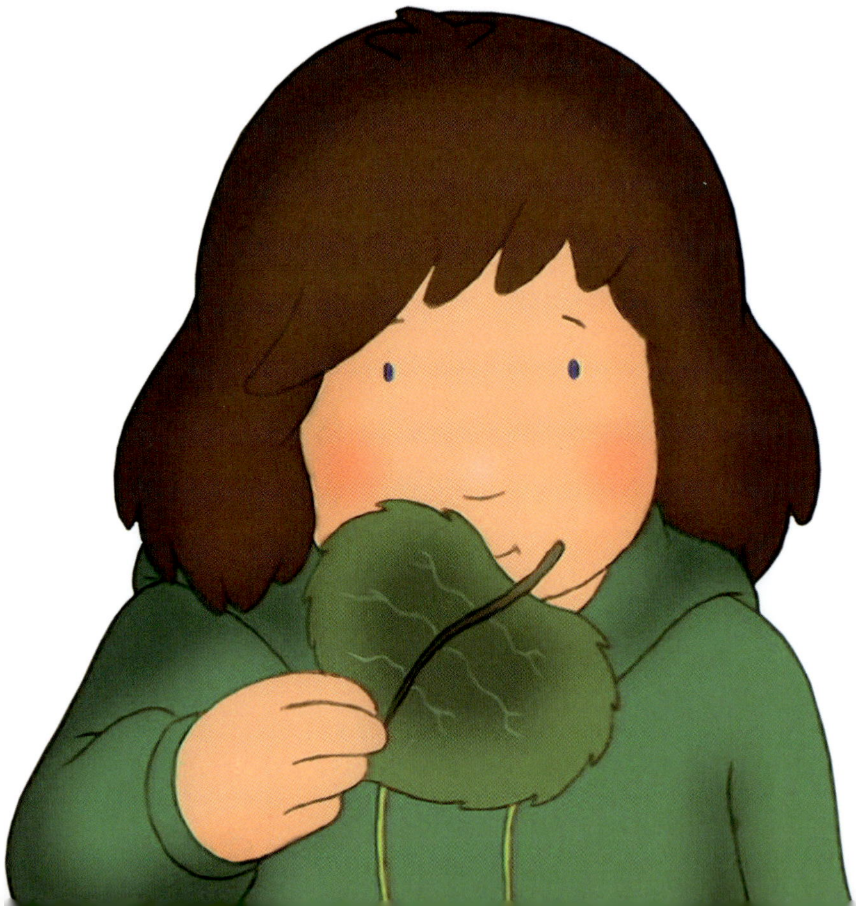

Sophie sieht das anders.
„Man braucht doch keinen Freund, wenn man schon eine beste Freundin hat!“, faucht sie. „Oder bin ich plötzlich nicht mehr deine Freundin?“
„Natürlich bist du das“, versucht Laura, sie zu beruhigen. „Trotzdem will ich Paul morgen was schenken.“
„Dann tu, was du nicht lassen kannst!“, ruft Sophie beleidigt. Sie kriecht aus der Blätterhöhle und läuft schnell davon. Laura sieht ihr hinterher und schüttelt den Kopf.
„Die ist heute aber komisch“, murmelt sie.

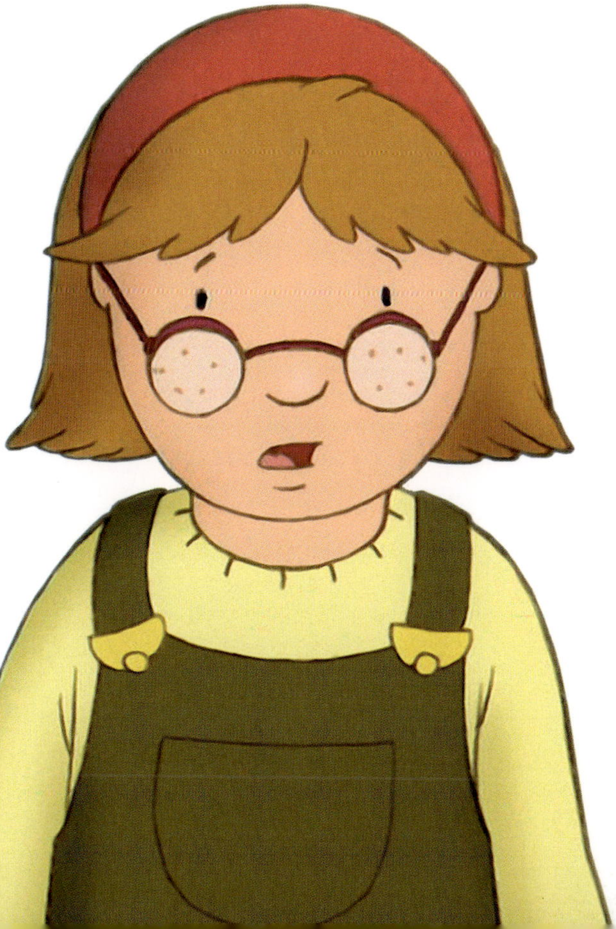

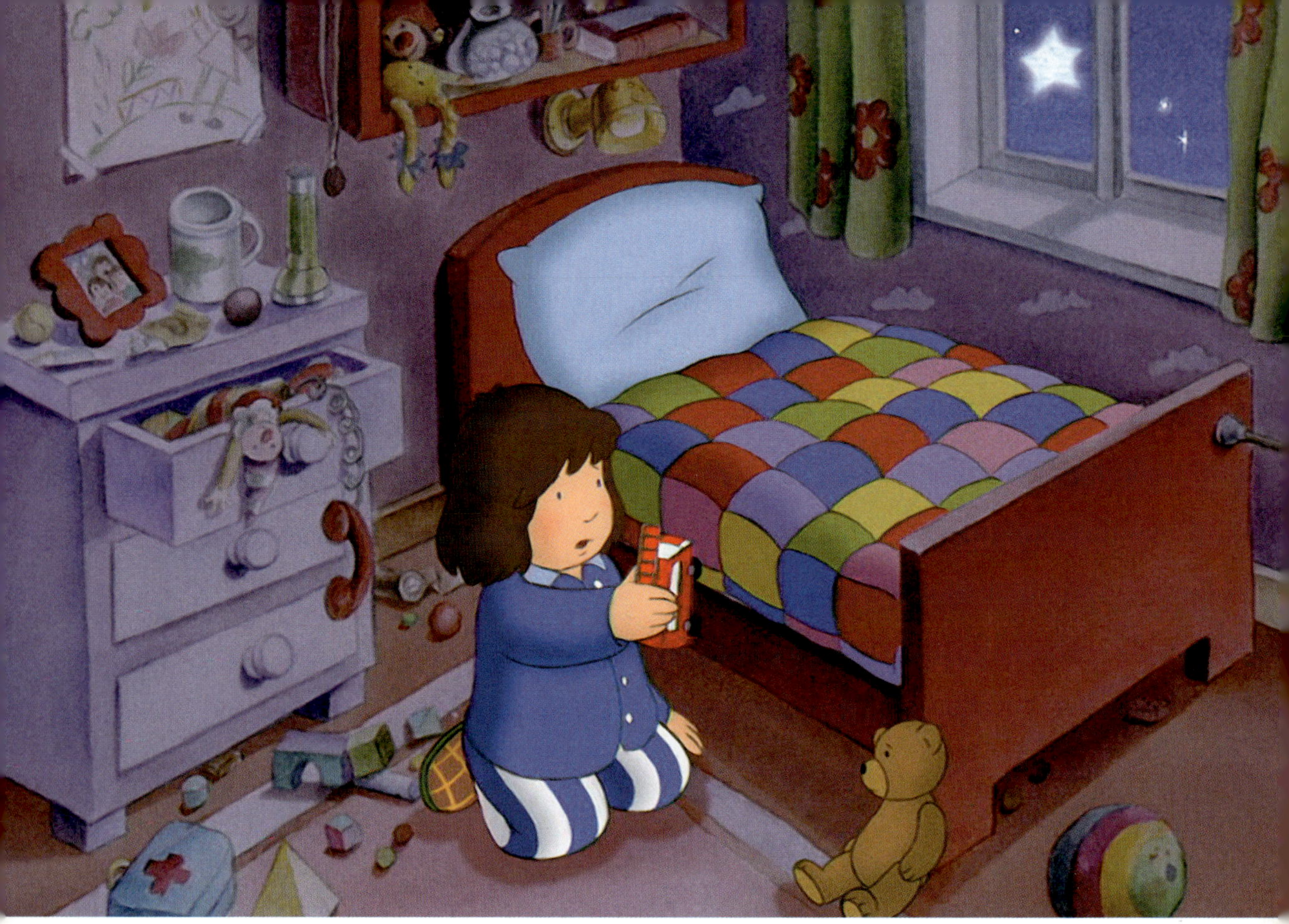

Später, am Abend, sucht Laura nach dem passenden Geschenk für Paul. Ihr Stern leuchtet dabei durchs Fenster zu ihr herein.
„Es soll etwas ganz Besonderes sein", erklärt ihm Laura. „Etwas nur von mir!"
Sie holt ihre Schatzschachteln unter dem Bett hervor. In einer davon bewahrt Laura Meeresrauschen vom letzten Urlaub auf, in einer anderen eine Schneeflocke.
Aber all das passt nicht richtig zu Paul. Da erinnert sich Laura an das Blatt. Vorsichtig holt sie es aus ihrer Jackentasche.
„Ich bastle einfach eine neue Schachtel für ihn!", beschließt sie.
„Und in die kommt dann etwas ganz besonders Schönes hinein."

Bald ist das neue Kästchen fertig. Stolz zeigt Laura es ihrem Stern.
„Aber was soll ich hineintun?“, überlegt sie.
In diesem Moment schickt ihr Stern ihr einen Lichtstrahl.
Lauras Gesicht hellt sich auf. Das ist es! Sternenlicht!

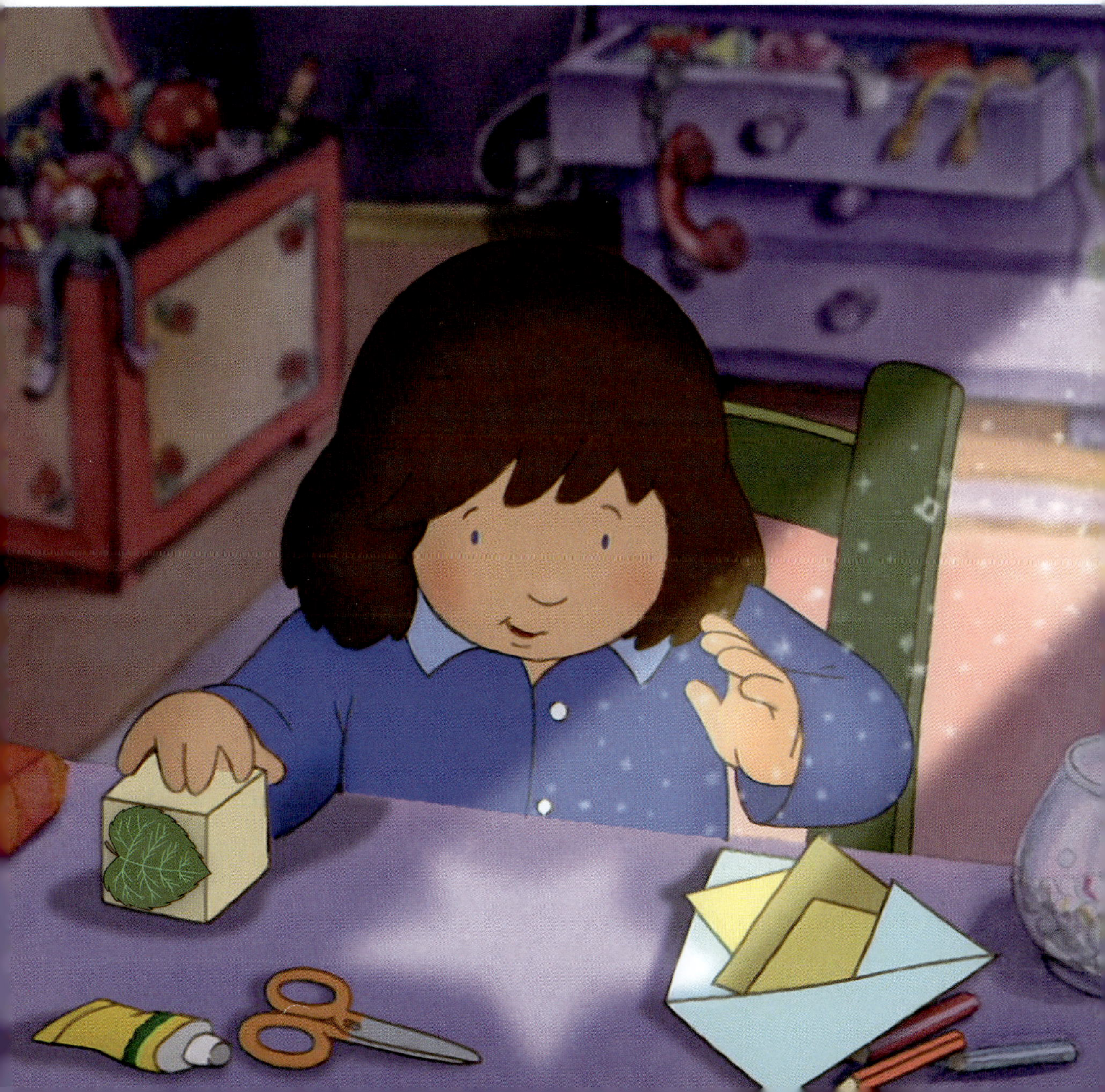

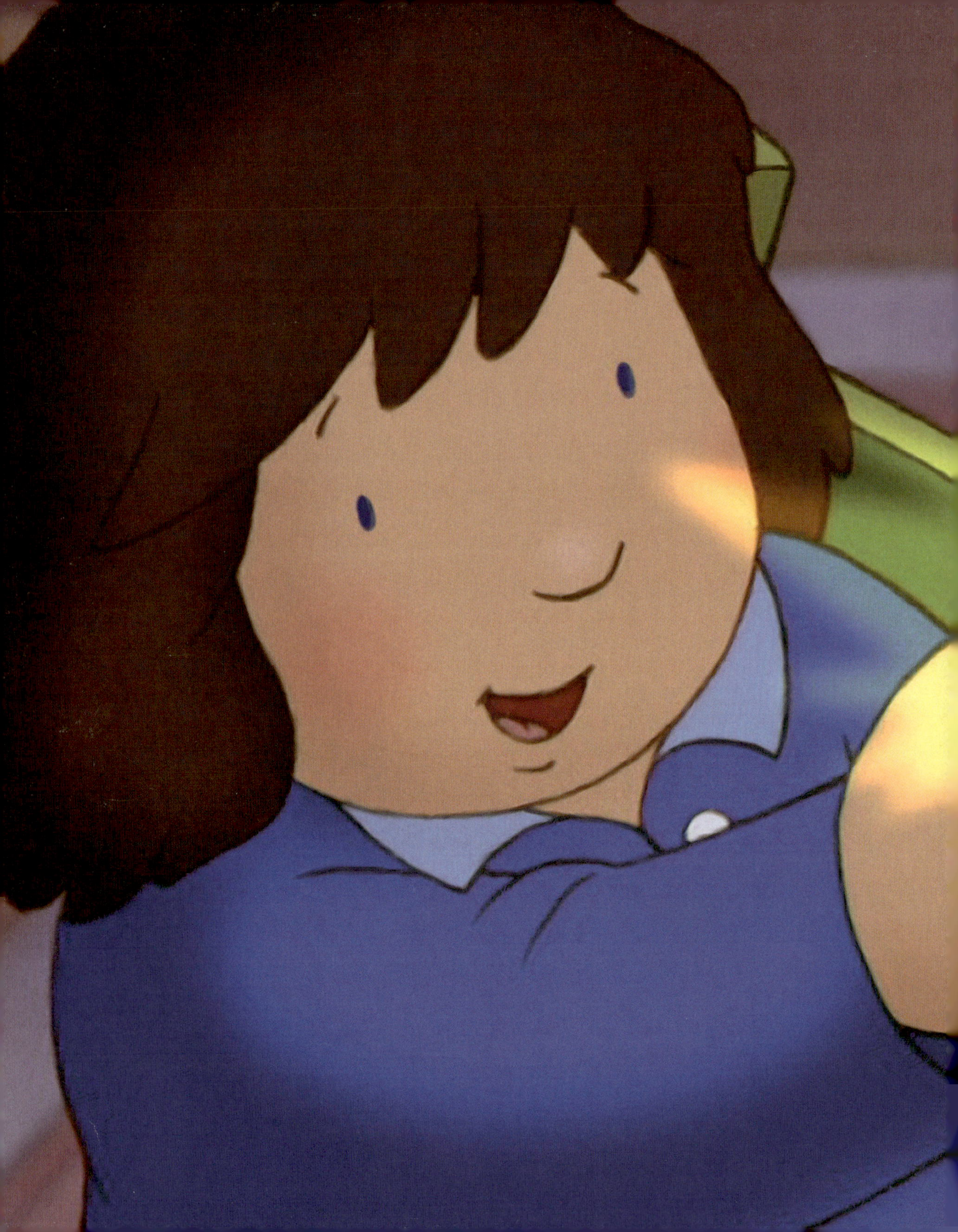

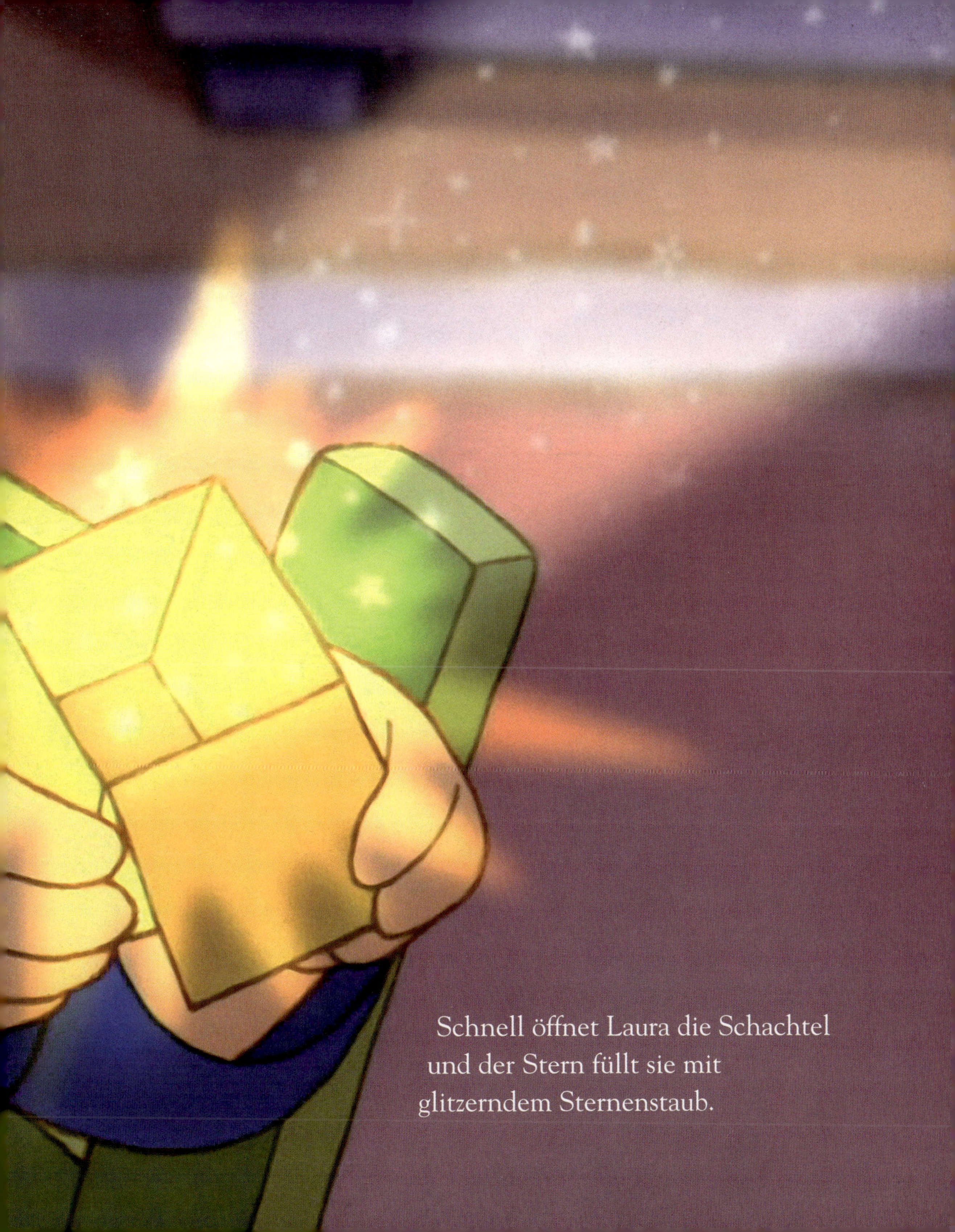

Schnell öffnet Laura die Schachtel
und der Stern füllt sie mit
glitzerndem Sternenstaub.

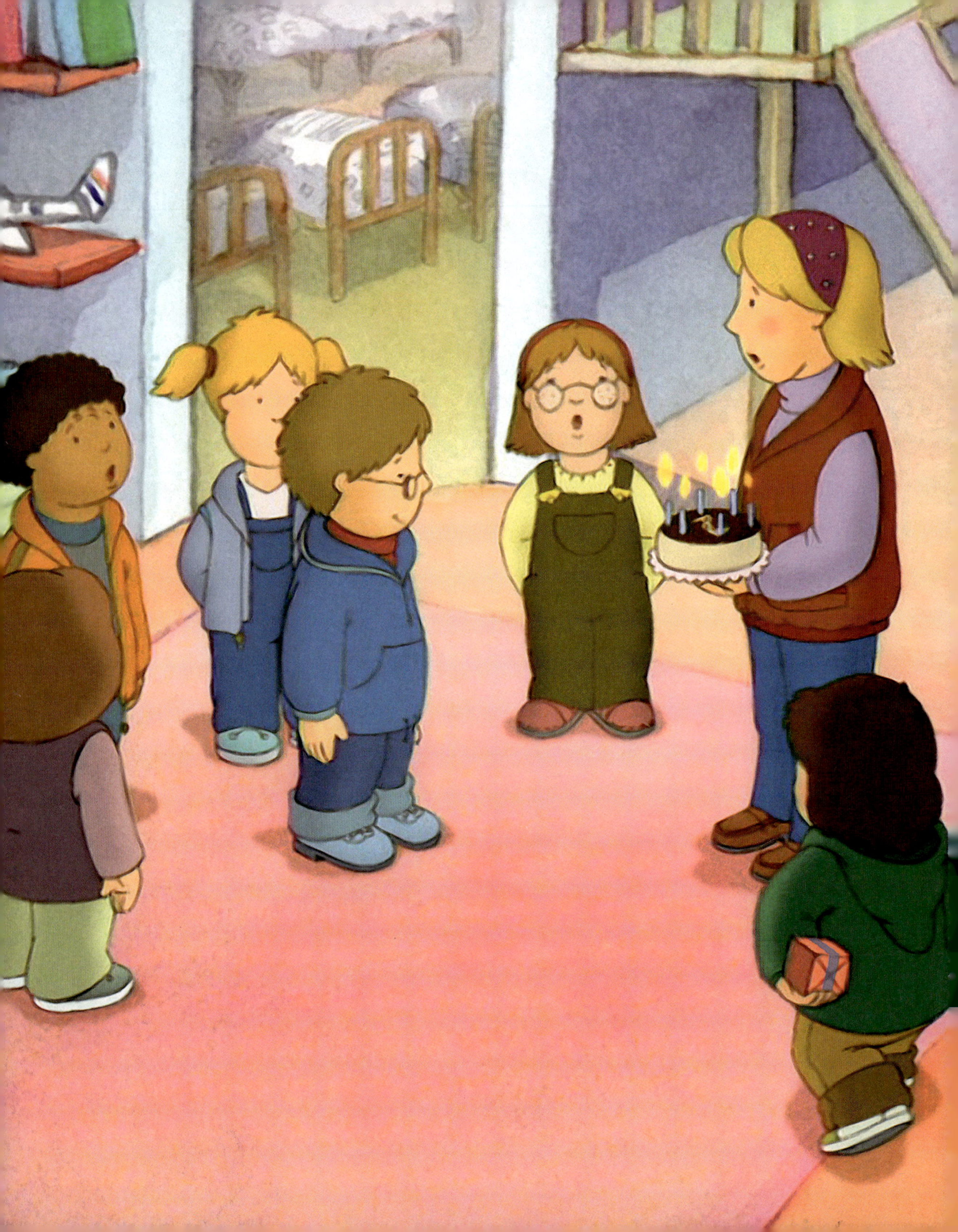

Am nächsten Tag schlingt Laura hastig ihr Frühstück hinunter. Sie will so schnell wie möglich in den Kindergarten! Aber Tommy trödelt, und deshalb kommt Laura erst dort an, als alle anderen schon das Geburtstagslied für Paul singen.
Sobald er die Kerzen auf seinem Kuchen ausgeblasen hat, geht Laura zu ihm und gibt ihm ihr Geschenk.

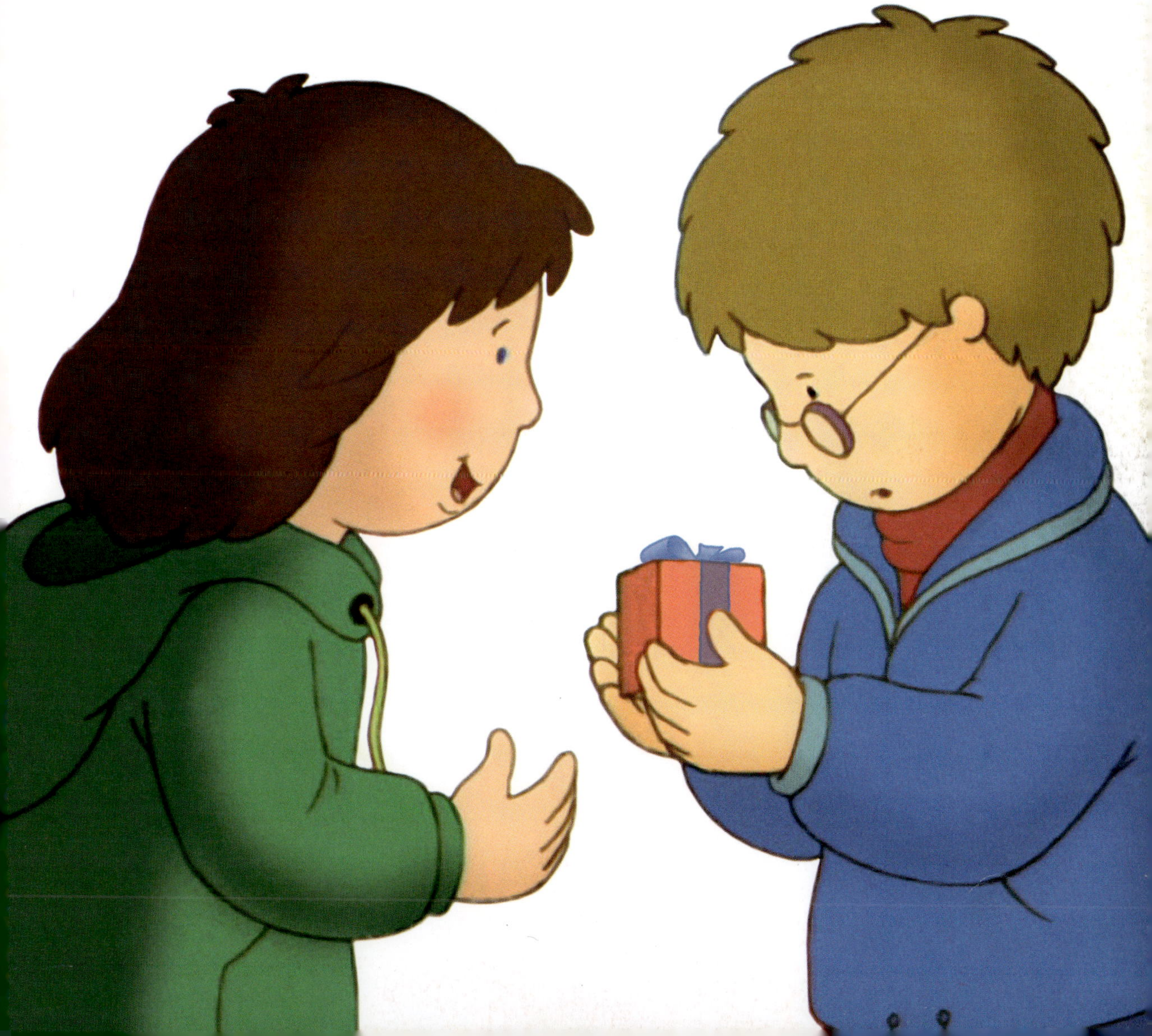

Neugierig reißt Paul das Papier weg. Als er die Schatzschachtel sieht, sagt er: „Oh! Noch eine Verpackung?"
Laura runzelt die Stirn.
Paul schüttelt die Schachtel. Dann öffnet er sie und meint enttäuscht: „Da ist ja gar nichts drin! Ha, ha. Sehr lustig!"
„Aber nein!", ruft Laura. „Du musst doch nur richtig hingucken!"
Doch ehe sie Paul erklären kann, was sie ihm geschenkt hat, schiebt sich Sophie zwischen die beiden. Sie hat ein riesiges Paket dabei und reicht es Paul.

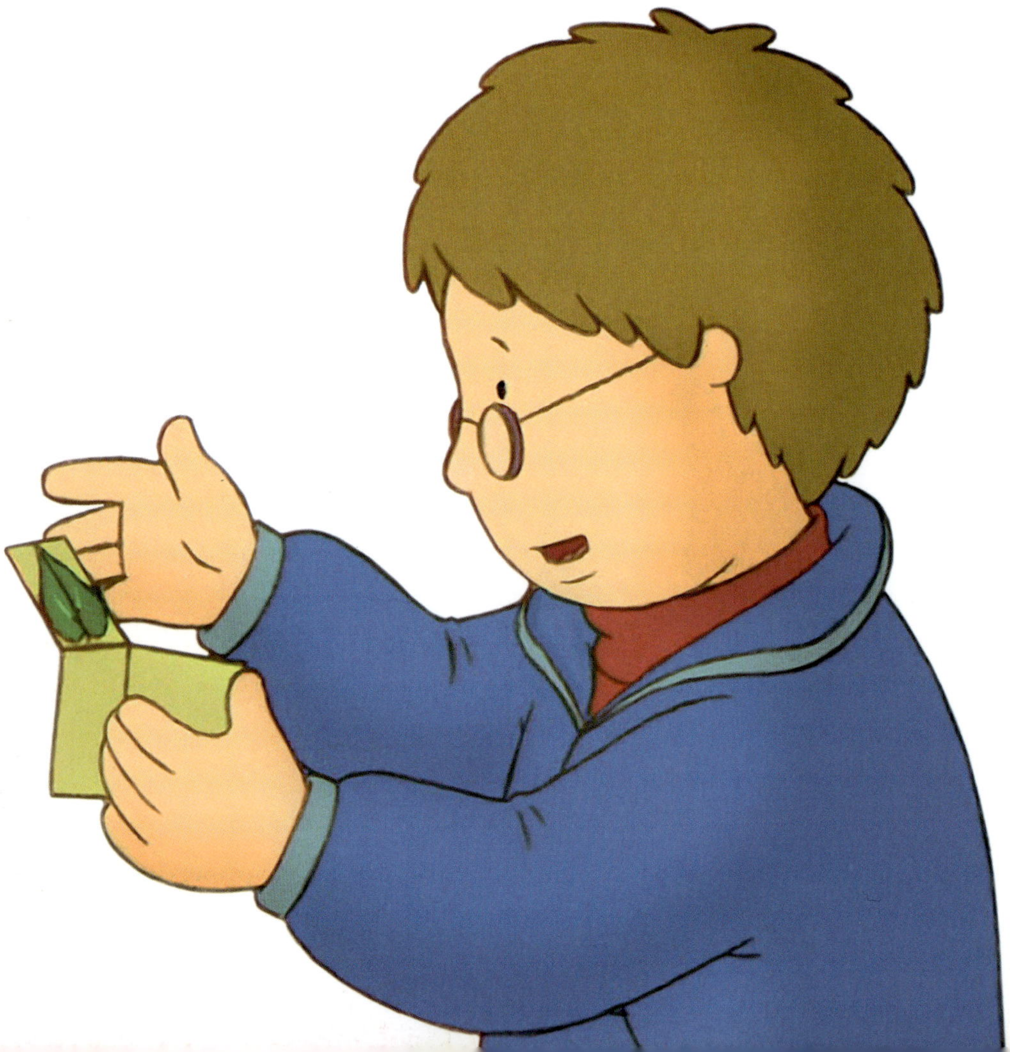

„Noch ein Geschenk!“, ruft er begeistert und beginnt gleich, es auszupacken. Lauras Schachtel stellt er achtlos beiseite. „Wow! Ein Puzzle mit einem Rennauto!“, staunt er, als er das Päckchen geöffnet hat.

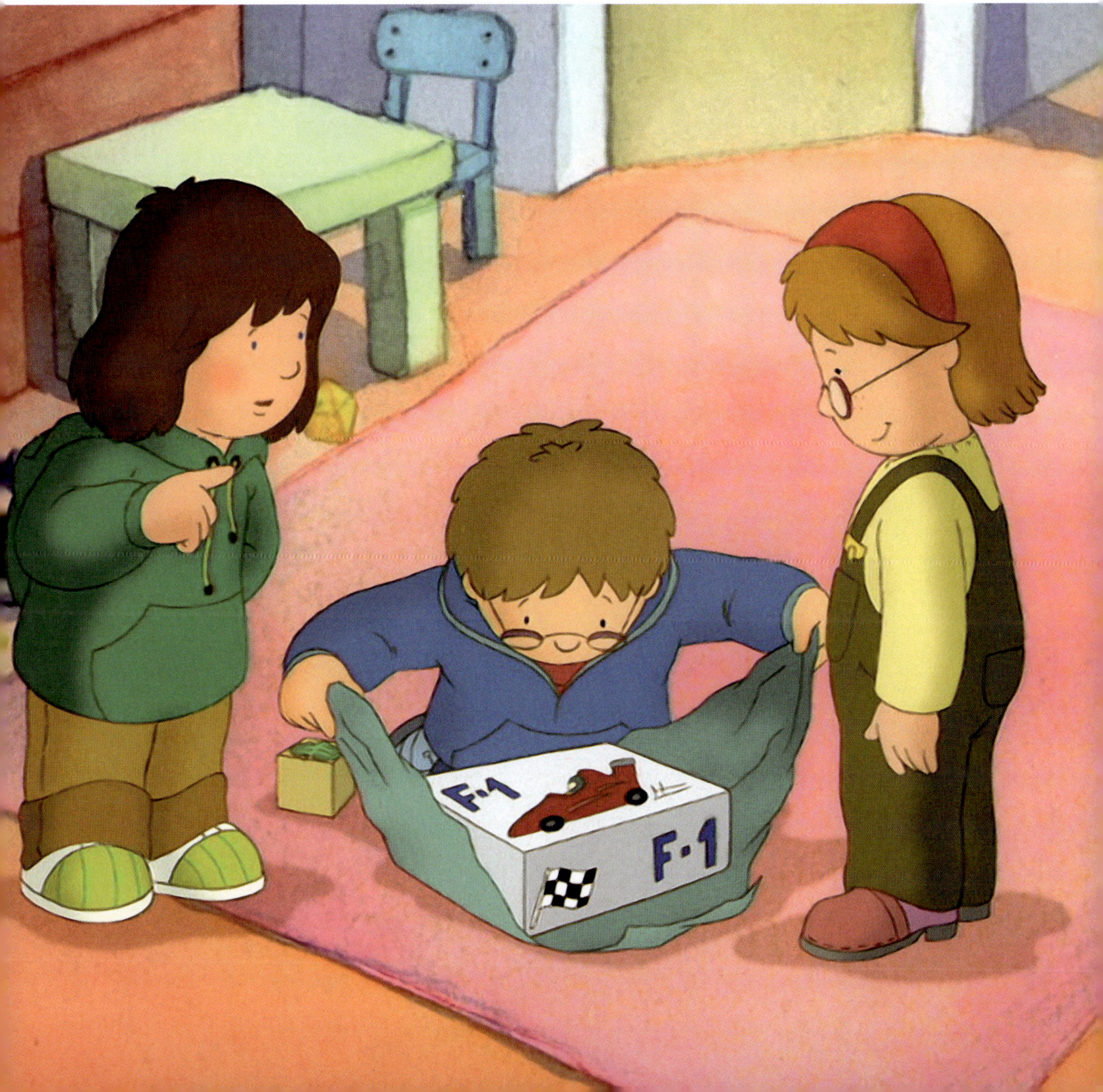

„Das schenkst du ihm doch nur, weil du es selber nicht haben willst!“, zischt Laura Sophie zu. „Wie kannst du nur so fies sein?“
„Wieso? Einem Freund schenkt man eben was zum Geburtstag!“, schimpft Sophie zurück.
Paul hat von dem Streit der beiden nichts bemerkt.
„Danke, echt nett von dir!“, sagt er zu Sophie. „Das muss ich gleich den anderen zeigen!“
Als er weg ist, ruft Laura: „Das hast du doch nur gemacht, um mich zu ärgern!“
Sophie entgegnet: „Was kann ich denn dafür, dass ihm mein Geschenk besser gefällt als deins?“

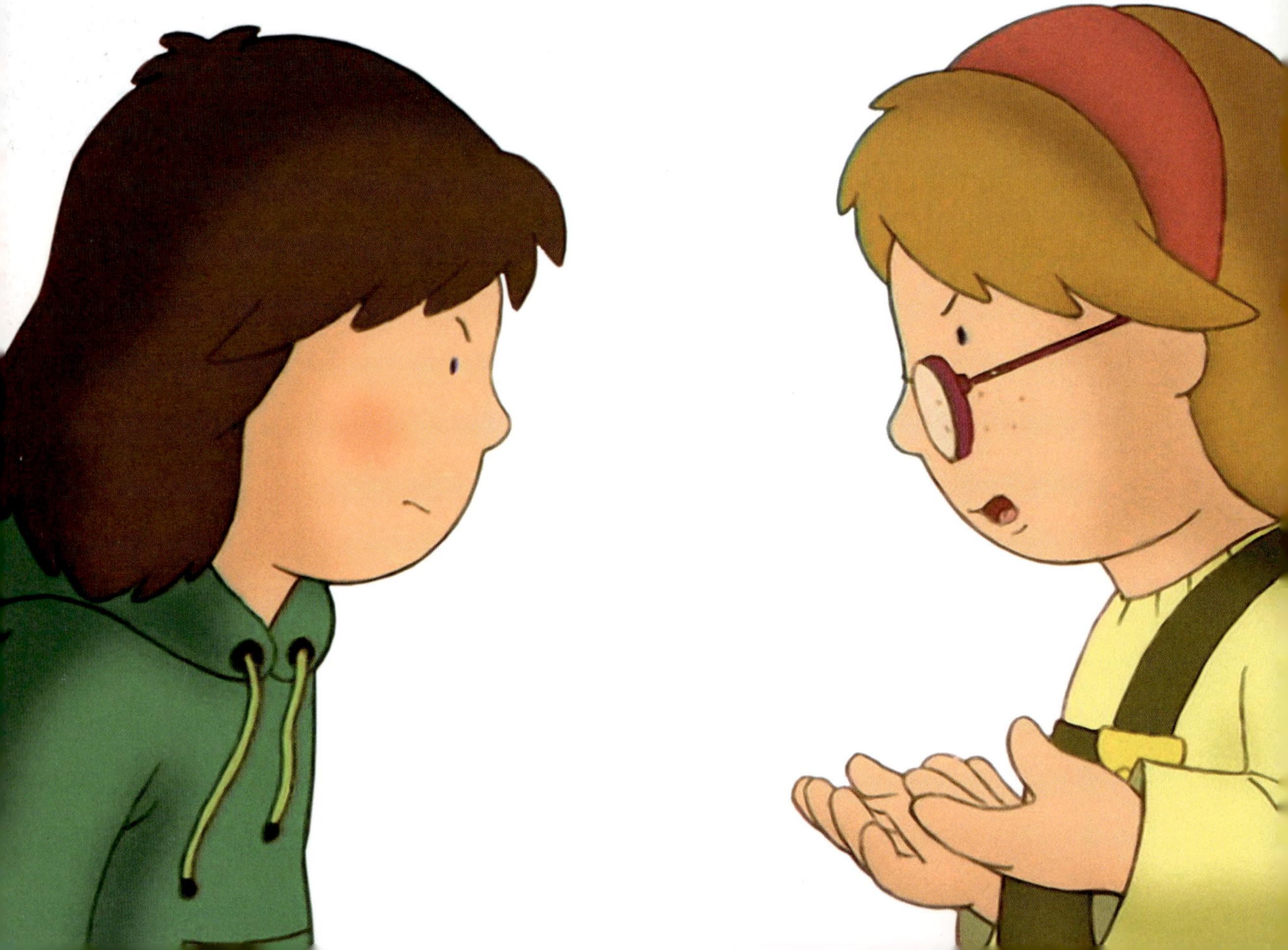

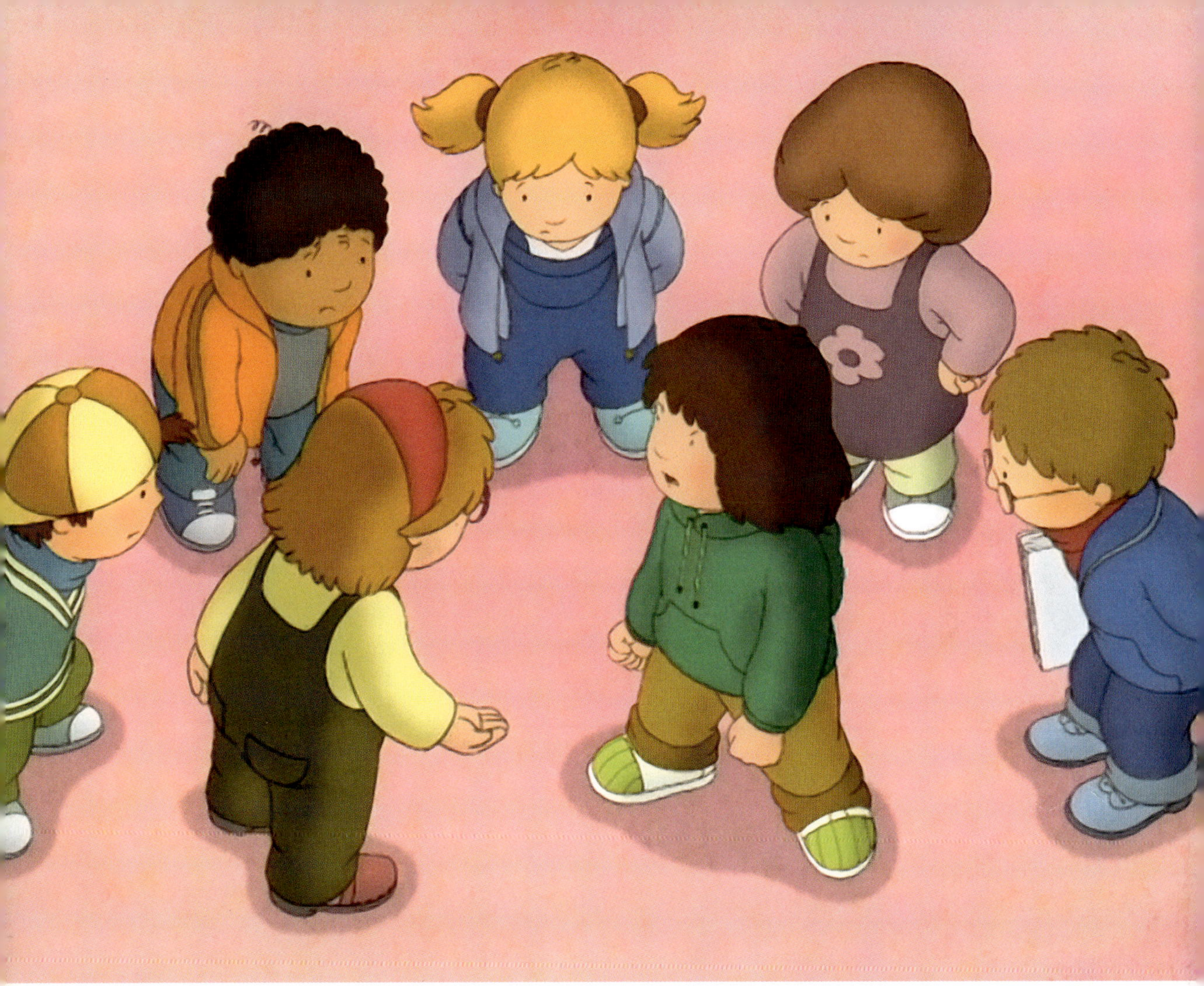

Die beiden sind richtig laut geworden. Schon scharen sich die anderen Kinder um sie und auch die Kindergärtnerin wird aufmerksam.
„Was ist denn los?“, fragt sie.
Aber Laura und Sophie antworten nicht.
„Na gut, wenn nichts los ist, dann könnt ihr euch ja wieder vertragen“, meint sie daraufhin. Doch Laura ruft: „Nie im Leben!“
Wütend geht sie weg und lässt Sophie stehen. Sie sieht nicht mehr, dass Sophie sich hinkniet und Lauras Schachtel aufhebt.

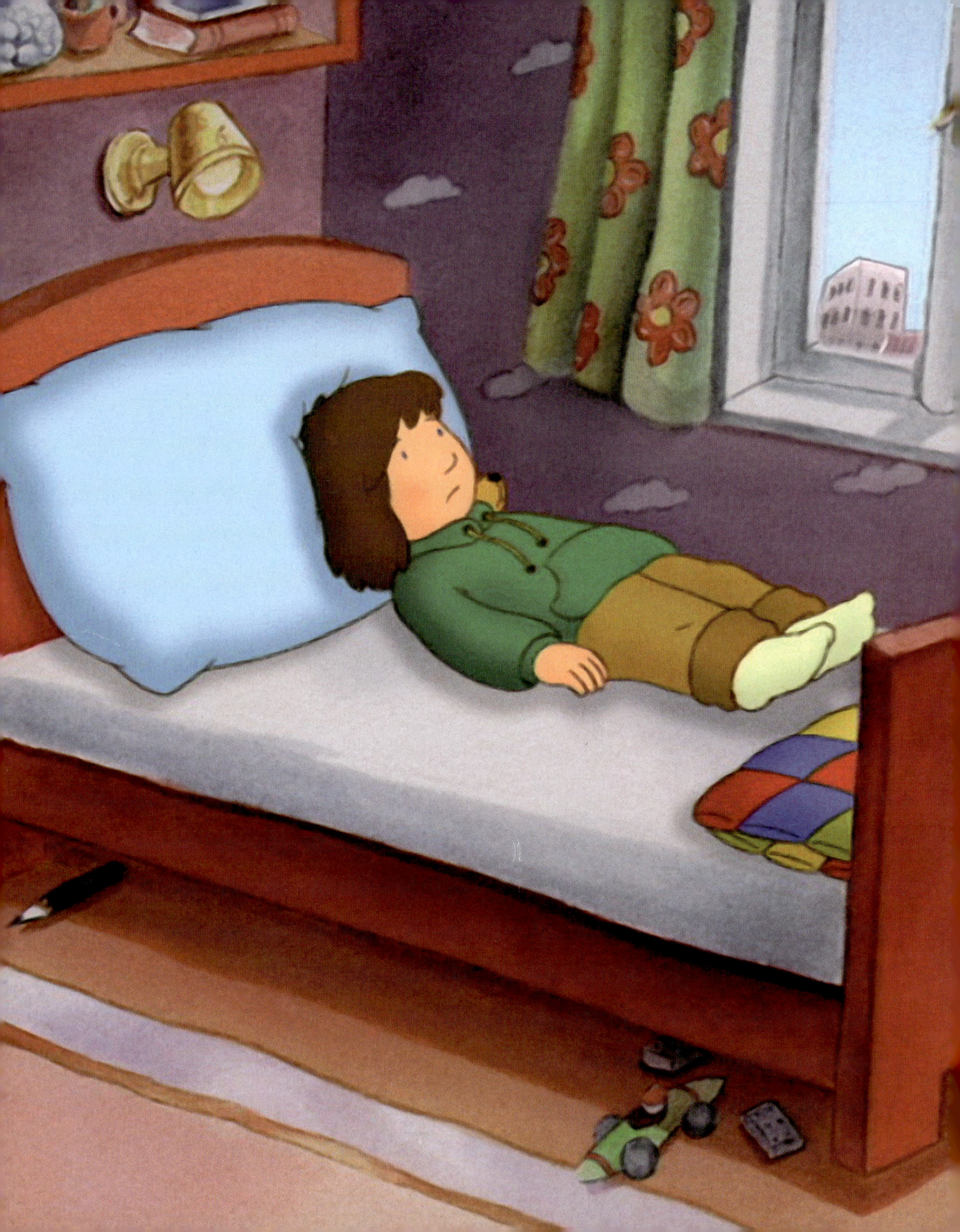

Dieser Tag ist einer der schlimmsten in Lauras Leben. Den ganzen Nachmittag liegt sie auf ihrem Bett und ist traurig. Tommy versucht zwar, sie aufzumuntern, aber Laura fühlt sich so, als könnte sie nie wieder fröhlich sein. Sie hat keinen einzigen Freund auf der ganzen Welt!

Plötzlich klingelt es an der Tür. Tommy geht aufmachen. Laura ruft ihm hinterher: „Wenn es für mich ist: Ich bin nicht da! Ich bin auf dem Mars!“

Dann zieht sie sich die Bettdecke über den Kopf. Trotzdem lauscht sie angestrengt. Sie hört Tommy sagen: „Nein, Laura ist nicht da. Sie ist auf dem Mars.“

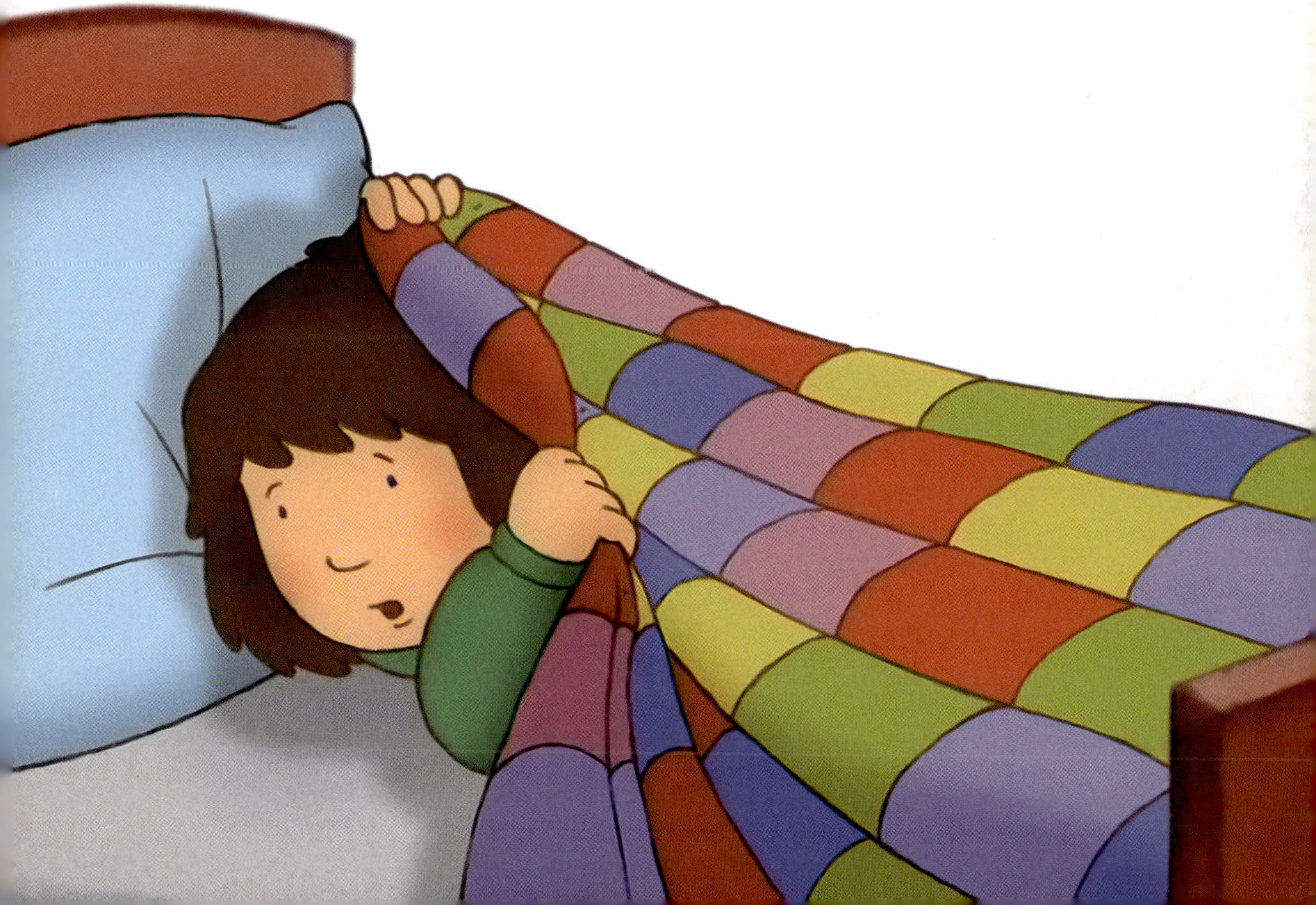

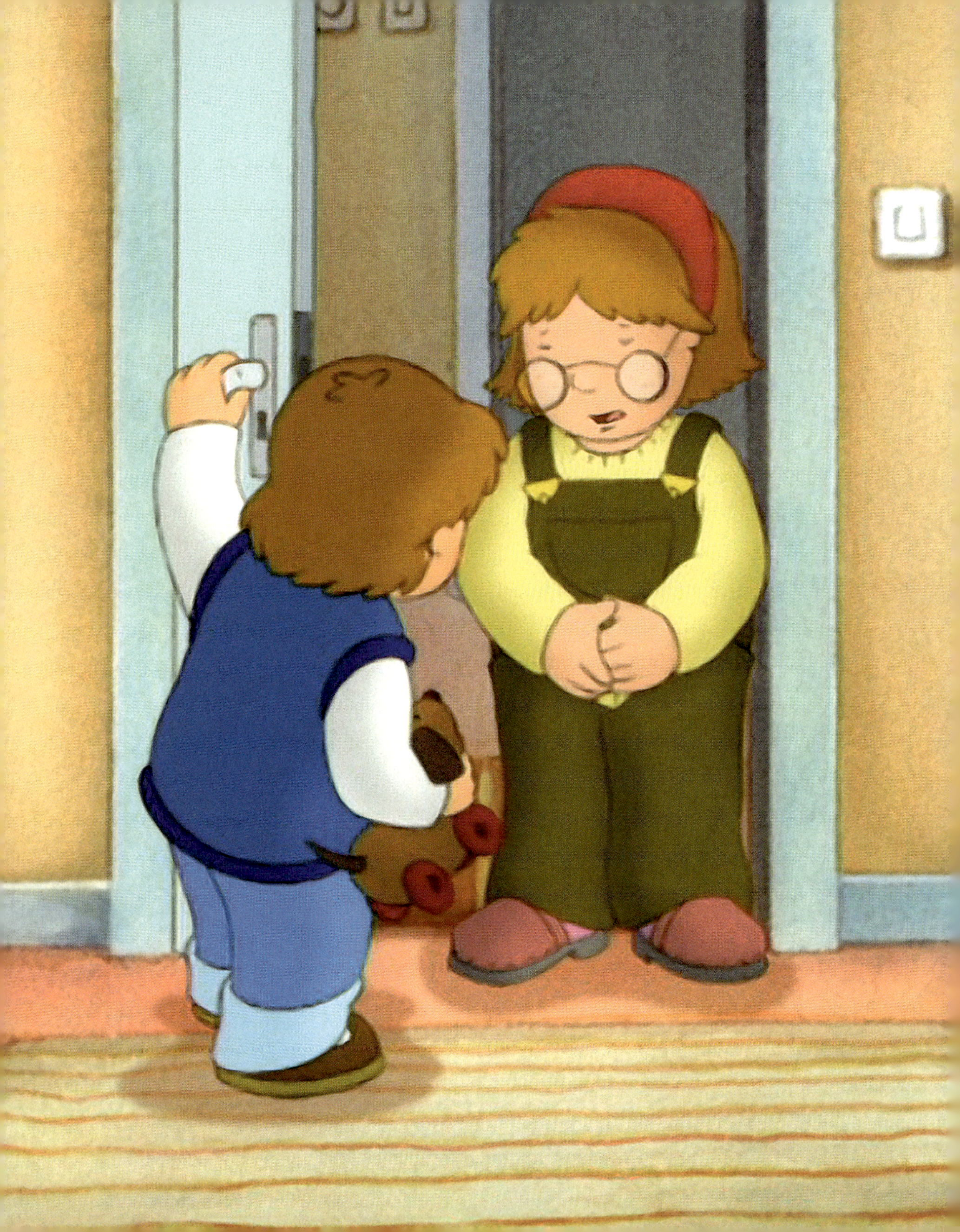

„Auf dem Mars?“, wiederholt eine leise Mädchenstimme.
„Na, dann … geh ich mal wieder. Ich wollte Laura auch nur das hier bringen.“
Es ist Sophies Stimme!
Laura springt aus dem Bett. Sophie steht in der Tür. In der Hand hält sie die Schachtel, die Paul nicht wollte.
Als Laura sie da so stehen sieht, muss sie mit einem Mal weinen.
„Es tut mir ja so leid!“, schluchzt sie. Auch Sophie laufen jetzt die Tränen über die Wangen. Sie kommt in die Wohnung und die Mädchen fallen sich um den Hals.
„Mir auch!“, weint Sophie.
„Wollen wir uns wieder vertragen?“
„Na klar, du bist doch meine beste Freundin!“, entgegnet Laura.

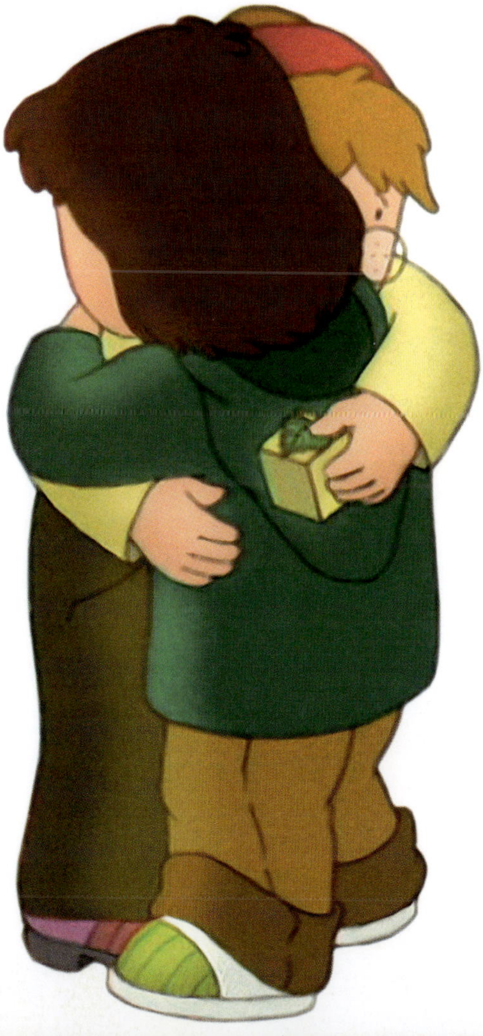

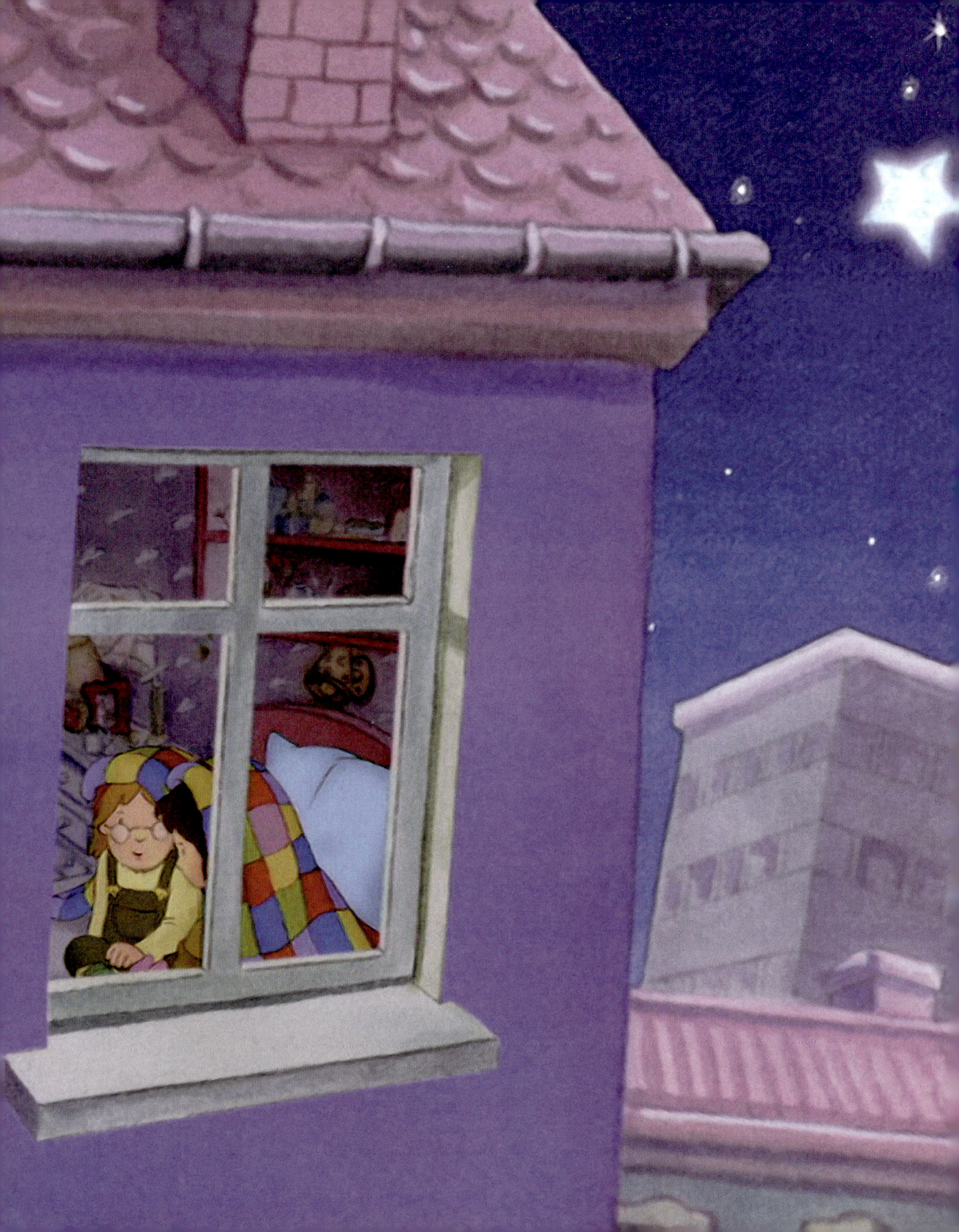

Später sitzen die beiden gemütlich auf Lauras Bett. Zwischen ihnen liegt Lauras Schatzschachtel.
„Du hast recht: Ich habe Paul das Puzzle nur geschenkt, weil ich Rennautos doof finde“, sagt Sophie. „Aber als er deine schöne Schachtel einfach weggeworfen hat, fand ich, dass er es nicht besser verdient hat.“
„Du findest mein Kästchen schön?“, fragt Laura.
„Ja, sehr!“, antwortet Sophie.
„Paul hat gesagt, dass da ja gar nichts drin ist“, erinnert sich Laura, und sie spürt, wie es ihr wieder einen kleinen Stich gibt.
„Aber das Kästchen *ist* doch das Geschenk!“, ruft Sophie.
„Genau“, nickt Laura. Sophie versteht sie!

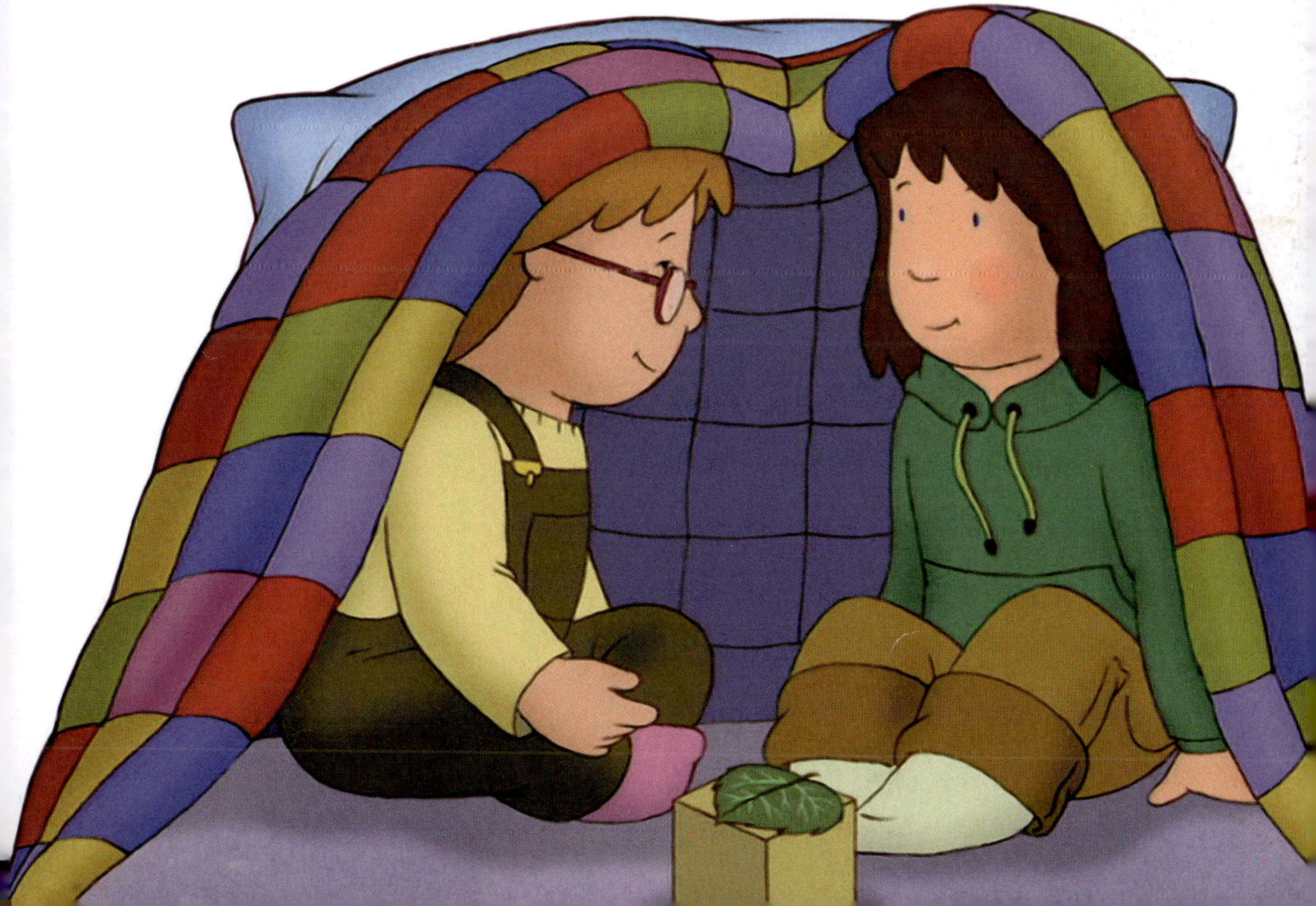

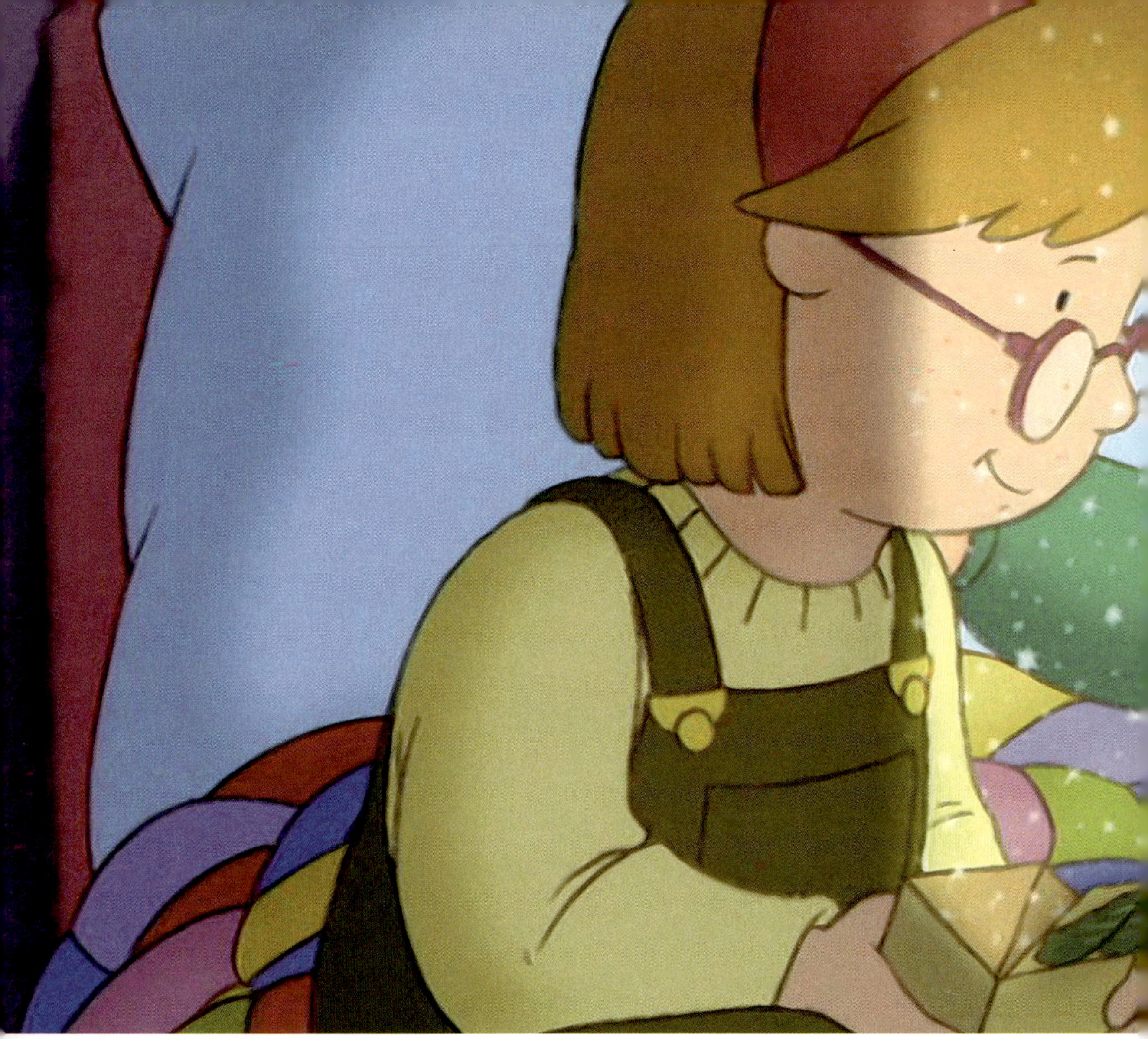

„Und in Wirklichkeit ist das Kästchen auch gar nicht leer“, fügt Laura hinzu. „Man muss nur richtig hinsehen. Versuch’s doch mal!“
Laura reicht Sophie die Schachtel.
Sophie nimmt sie und klappt langsam den Deckel auf. Glitzernd strömt das Sternenlicht heraus und taucht Sophies Gesicht in einen funkelnden Schein.

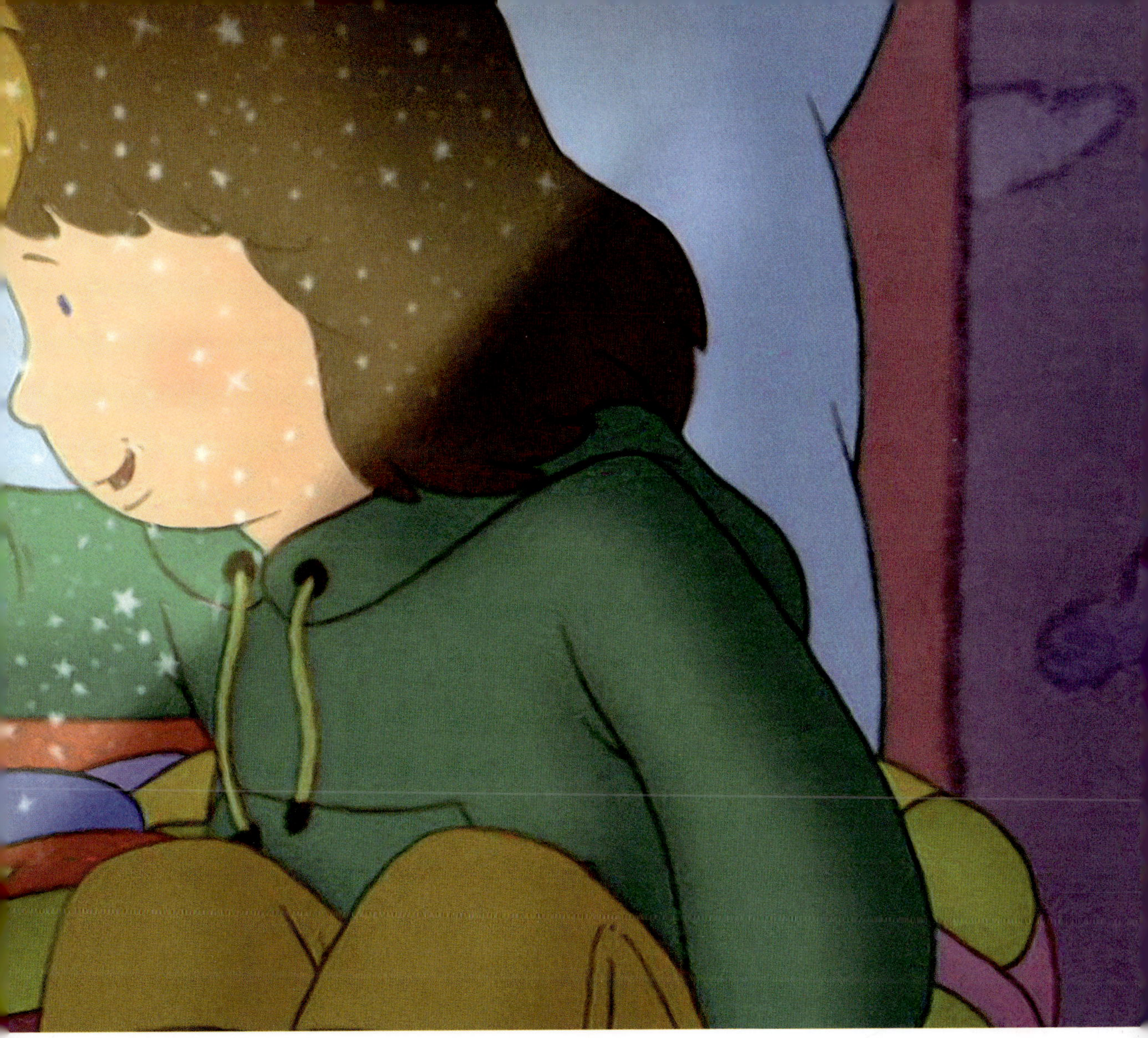

„Ja, jetzt kann ich es sehen“, sagt sie und lächelt.
„Das Licht ist von einem ganz besonderen Stern“, erklärt Laura.
„Und es gehört jetzt für immer dir!“
Sie legt Sophie den Arm um die Schulter. Draußen am Himmel leuchtet ihr Stern heller als alle anderen Sterne zusammen.

Der Piratenschatz

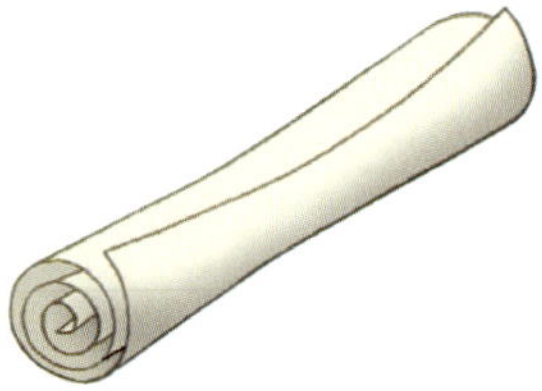

Laura und Sophie sitzen in Lauras Zimmer und malen. Auf ihrem Bild ist ein großes Piratenschiff zu sehen. Sophie zeichnet gerade die Piratenflagge, und Laura malt eine Schatztruhe voller glänzender Goldstücke, als Tommy ins Zimmer kommt.
„Darf ich auch mitmalen?“, fragt er. Und noch ehe Laura antworten kann, hat er sich schon einen Stift geschnappt. Er kritzelt neben das Schiff einen Baum.
„He! Nicht!“, ruft Laura. „Du machst unser Bild kaputt!“
„Ein Baum gehört doch nicht ins Meer!“, schimpft Sophie.
„’tschuldigung“, murmelt Tommy.

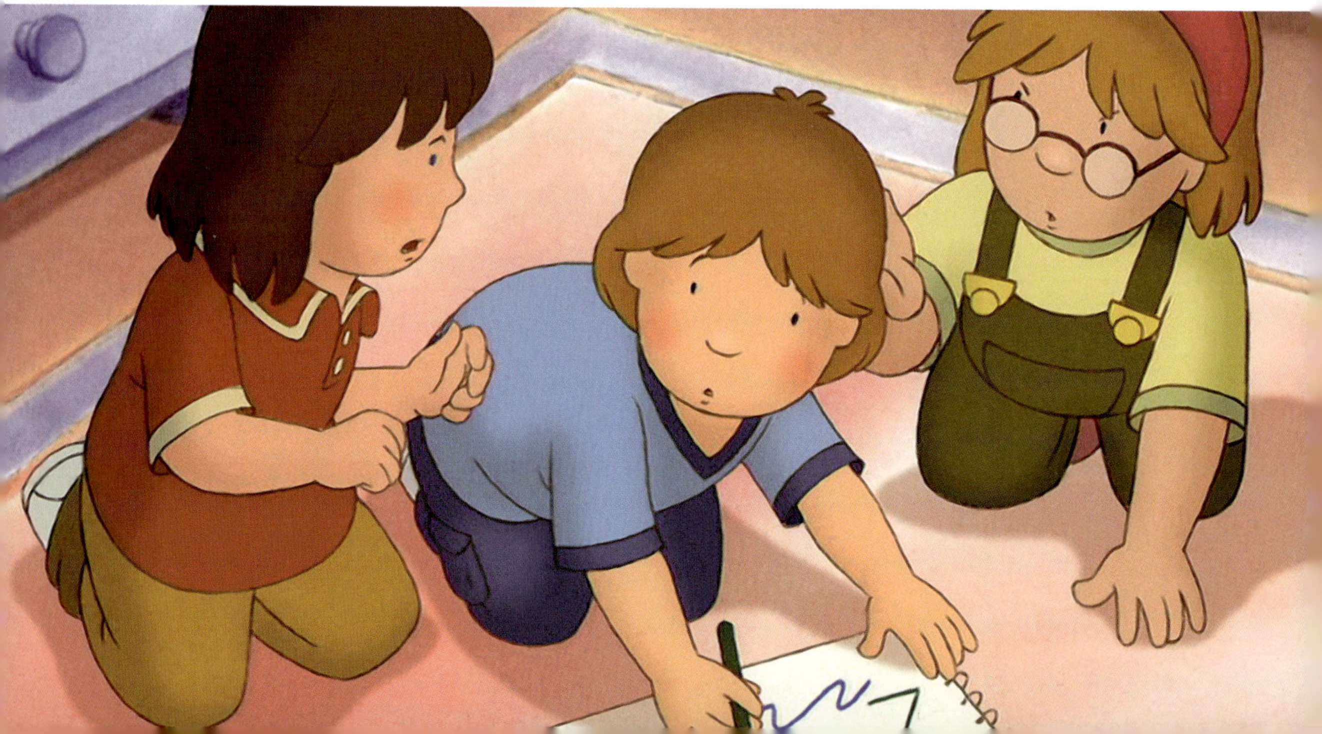

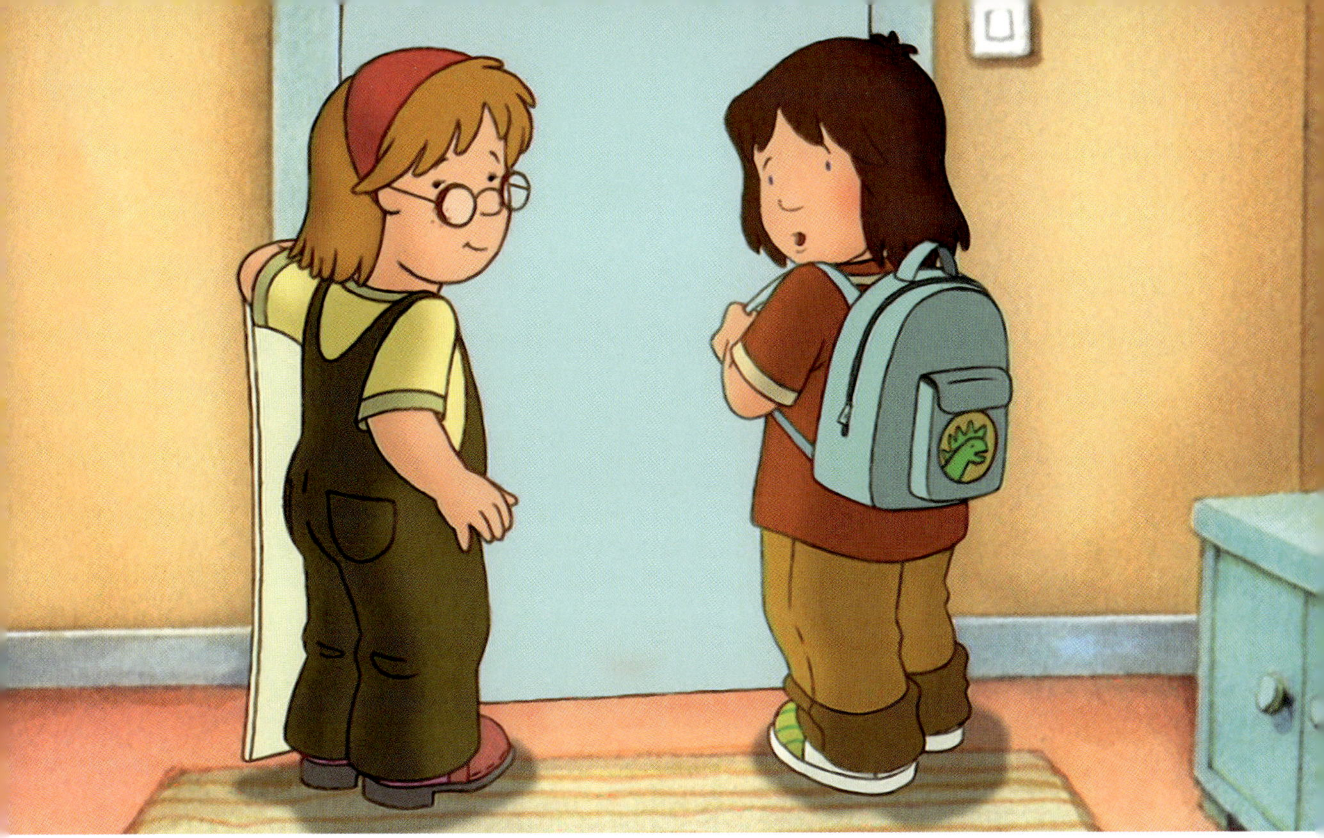

Laura und Sophie sind sauer. Sie packen ihre Malsachen zusammen und wollen hinunter in den Hof.
Aber Papa hält sie auf:
„Nehmt Tommy mit!"
Laura will nicht, doch Papa besteht darauf.
Sophie flüstert Laura zu:
„Was machen wir jetzt?"
Laura hat eine Idee. Sie flüstert zurück: „Wir gehen auf die Rutsche. Da traut sich Tommy nämlich nicht hinauf!"

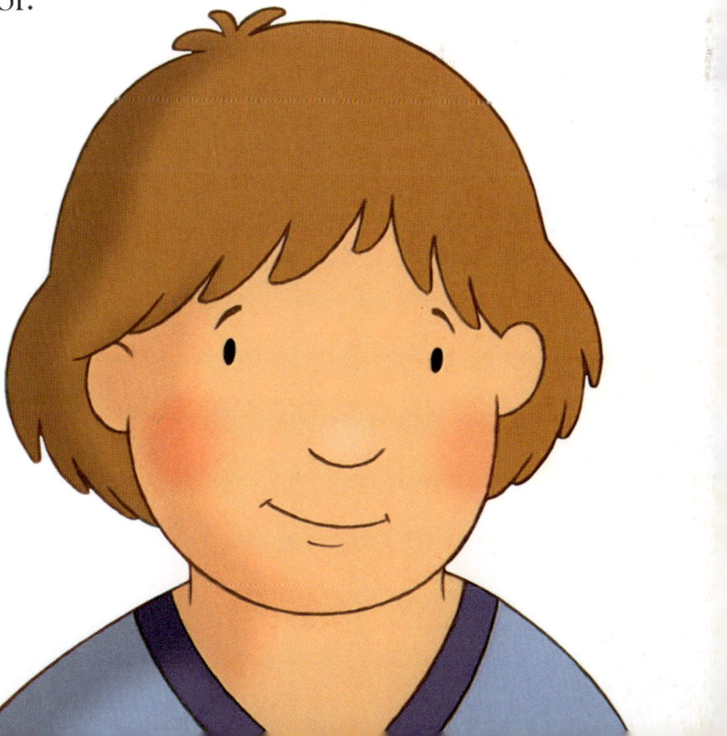

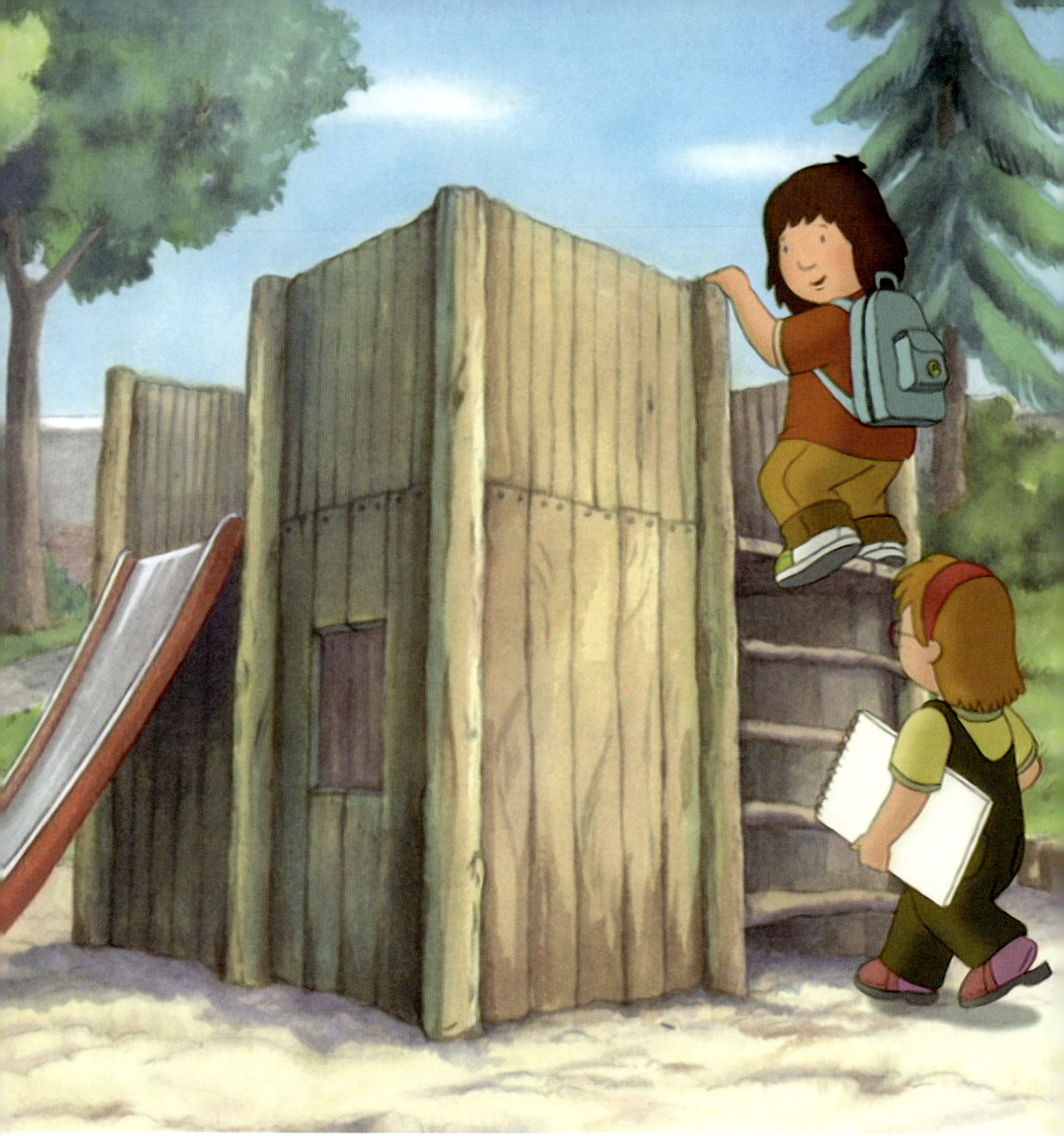

Ihr kleiner Bruder zieht ein langes Gesicht, als Laura mit Sophie die Leiter der Rutsche hinaufklettert.

Aber als die beiden Mädchen es sich oben gerade gemütlich gemacht haben, taucht plötzlich Tommys Kopf über dem Geländer auf.
„Ich dachte, das ist dir zu hoch“, meint Laura verblüfft.
„Letzte Woche schon. Jetzt nicht mehr“, schnauft Tommy.
Dann klettert er ganz zu ihnen herauf. Er guckt zwar noch etwas ängstlich, aber er ist stolz auf sich.

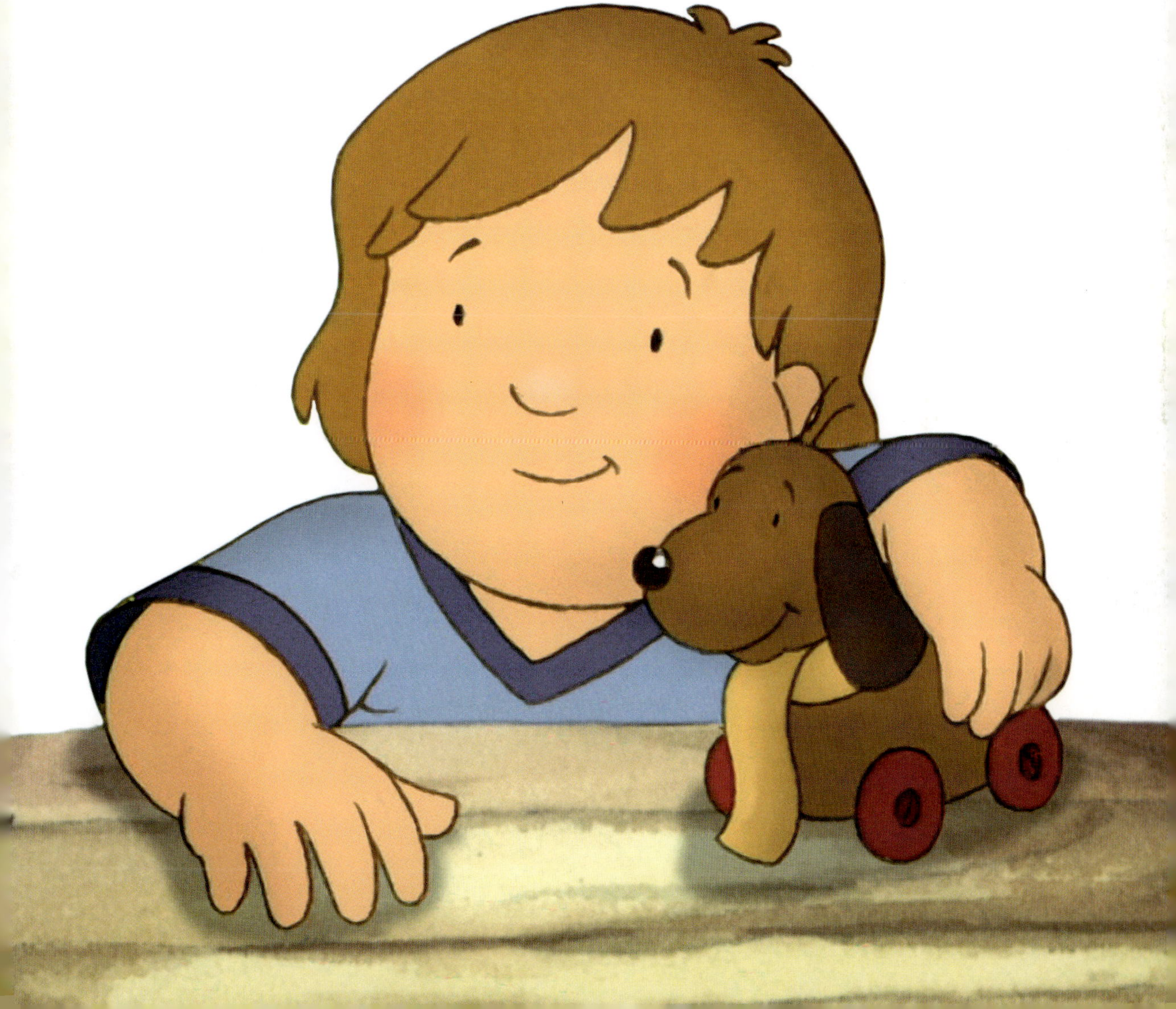

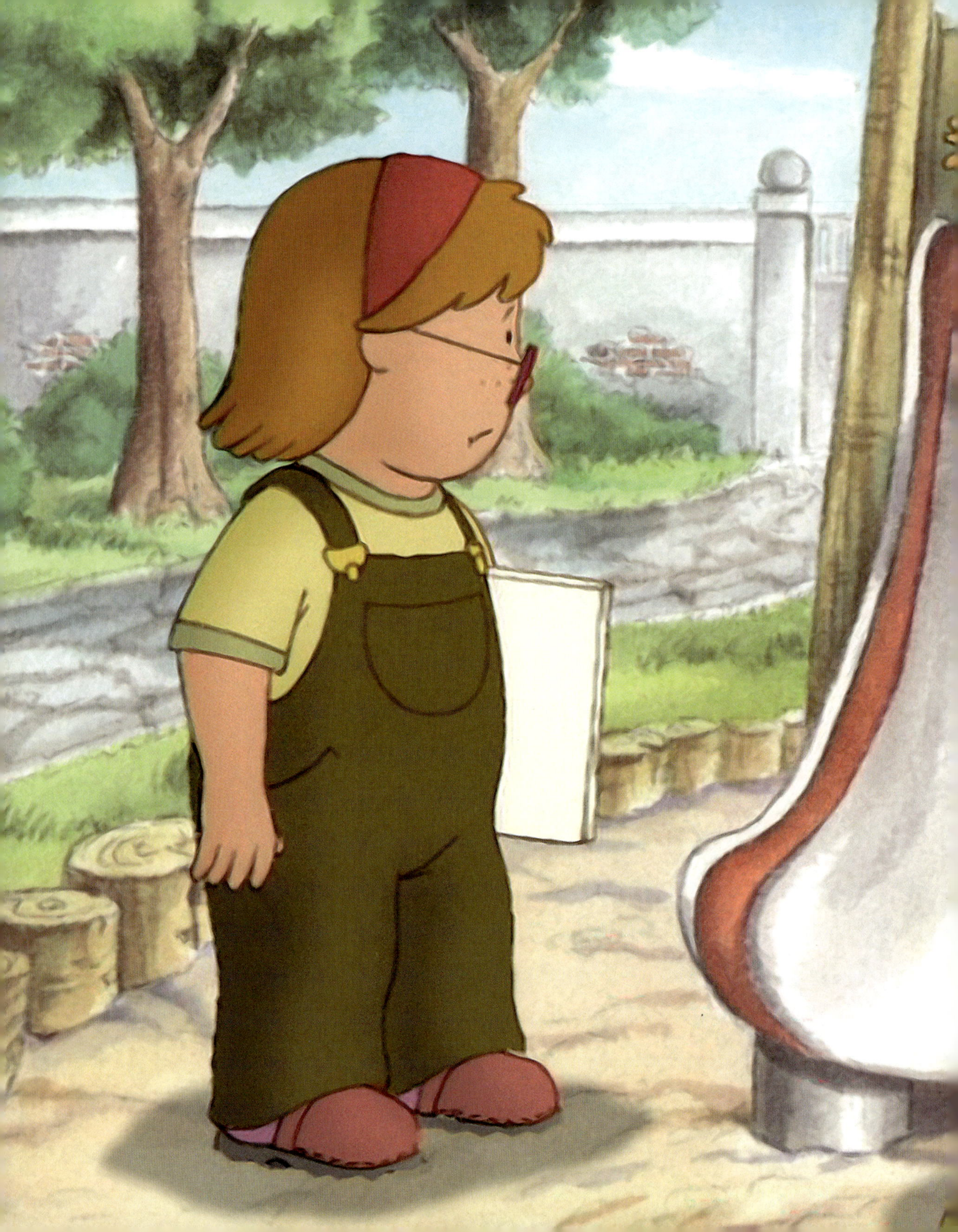

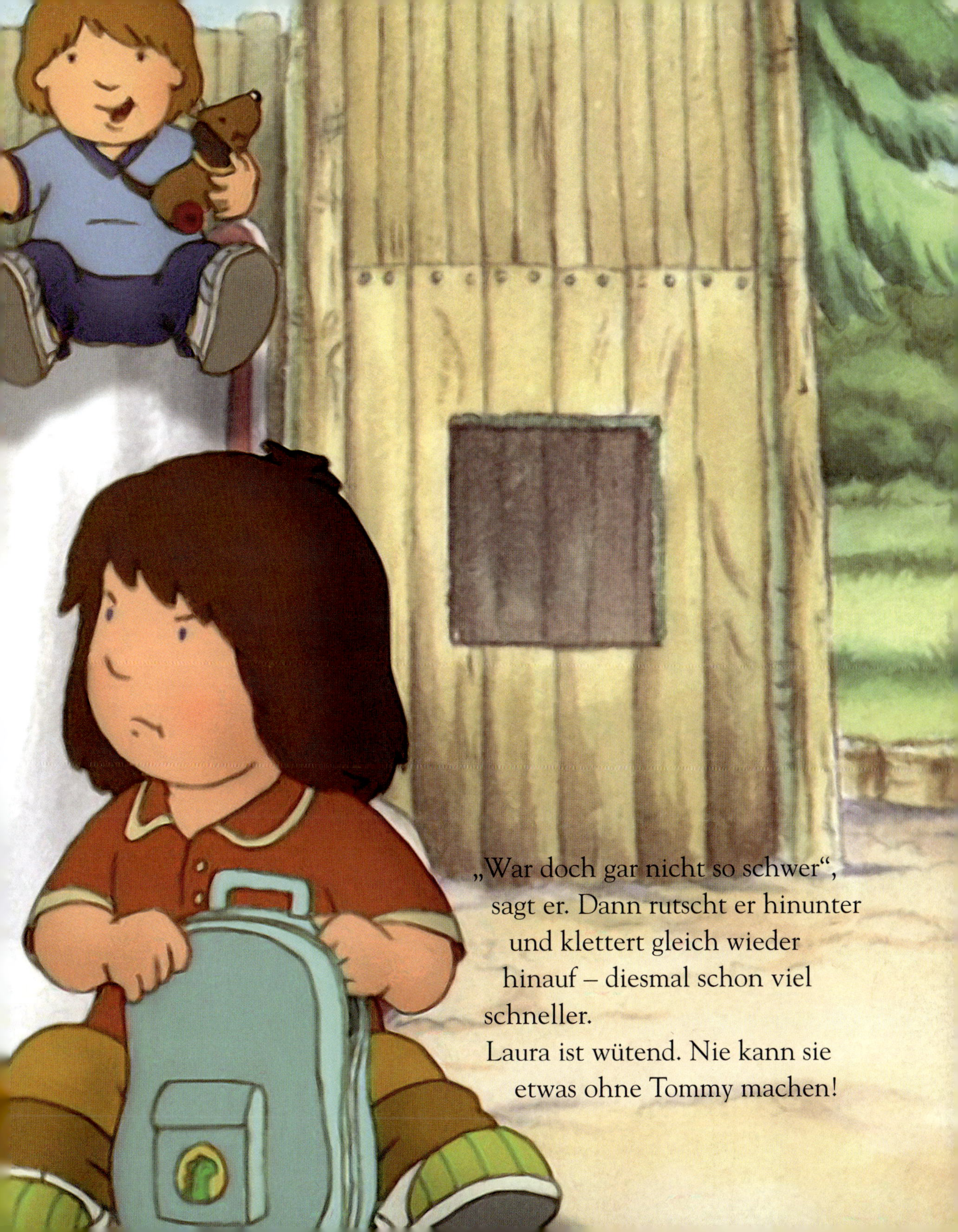

„War doch gar nicht so schwer“, sagt er. Dann rutscht er hinunter und klettert gleich wieder hinauf – diesmal schon viel schneller.

Laura ist wütend. Nie kann sie etwas ohne Tommy machen!

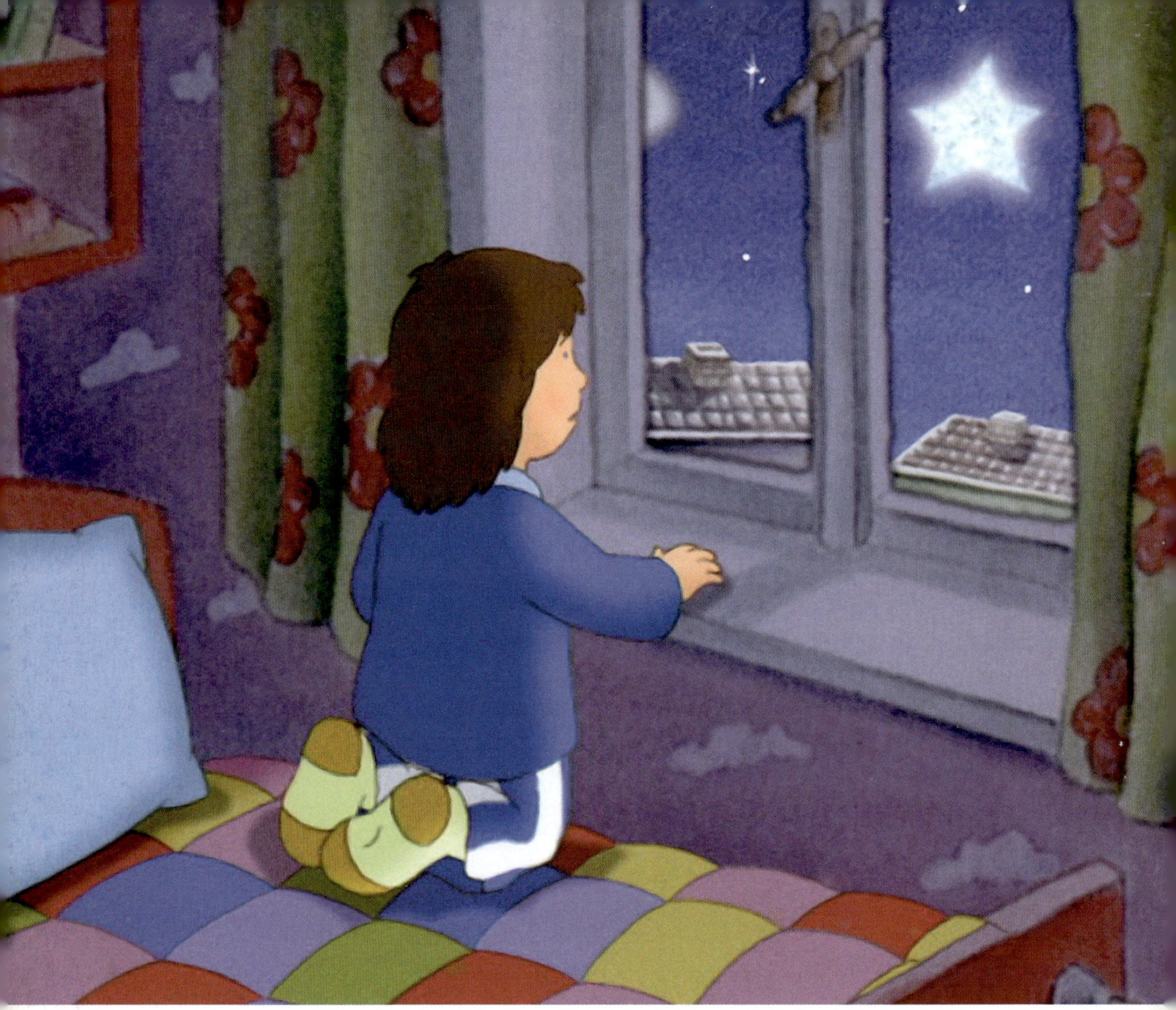

Am Abend, als Laura ihrem Stern erzählt, was heute alles passiert ist, ärgert sie sich noch immer darüber.
„Sophie und ich konnten überhaupt nicht in Ruhe spielen. Tommy wollte immer mitmachen“, schimpft sie. „Und am schlimmsten ist, dass wir morgen auch wieder mit ihm spielen müssen! Das hat Papa gesagt, weil es Tommy heute mit uns so gut gefallen hat.“

„Was soll ich bloß machen, damit er uns in Ruhe lässt?", überlegt sie. Da fällt ihr Blick auf den Zeichenblock mit dem Piratenschiff. Und plötzlich hat sie eine Idee. Sie schlägt ein neues Blatt auf und beginnt zu zeichnen. Ihr Stern verschwindet hinter einer Wolke, aber das bemerkt Laura gar nicht mehr …

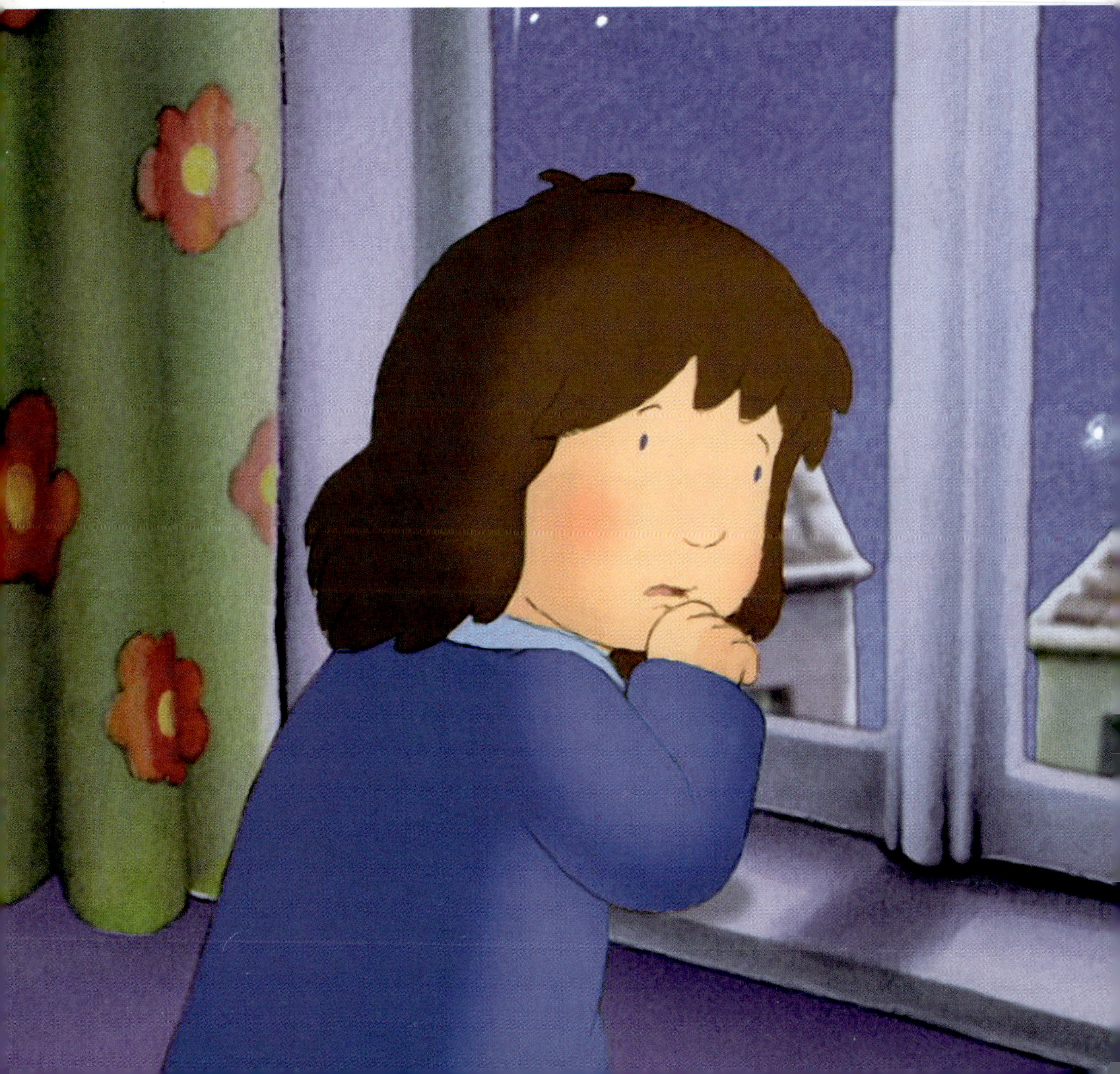

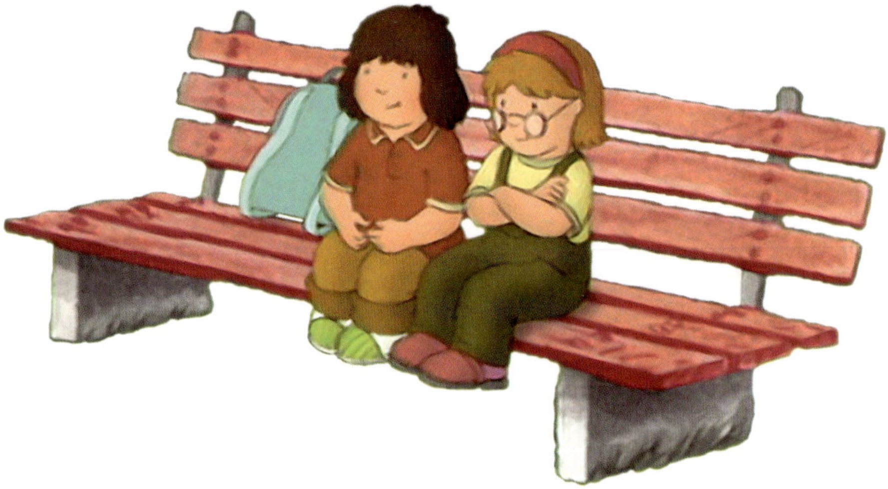

Am nächsten Tag sitzen Laura und Sophie im Hof und kichern.
Sie warten auf Tommy. Ob ihr Plan wohl funktioniert?
Als Tommy kommt, lässt Laura unauffällig ein zusammengerolltes
Blatt Papier auf den Boden fallen.

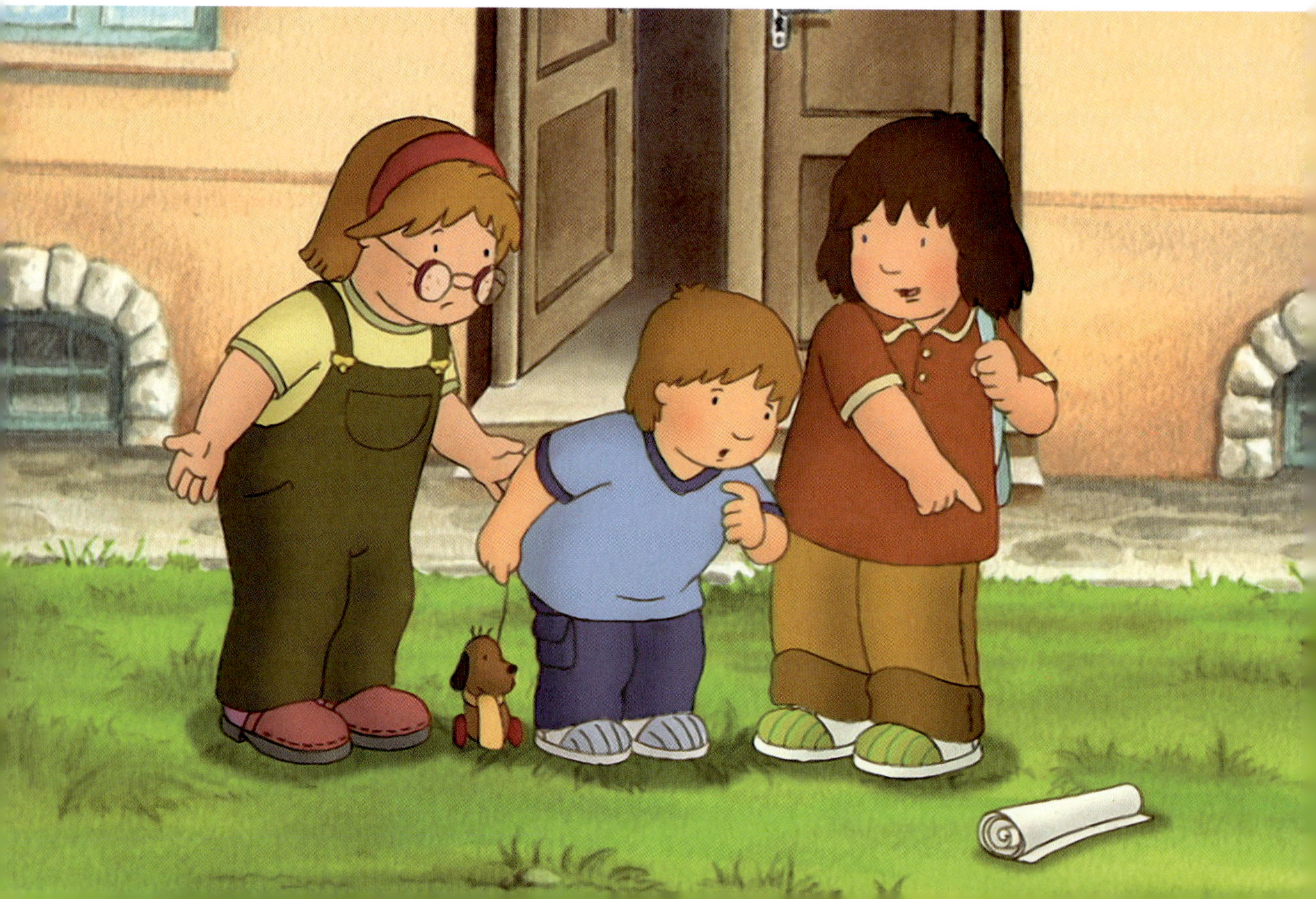

Tommy entdeckt es und hebt es auf.
„Was ist denn das?“, fragt Laura, so neugierig sie kann. Natürlich weiß sie, was auf dem Blatt ist. Schließlich hat sie es gestern Abend selbst gezeichnet. Aber das verrät sie Tommy natürlich nicht.
Ihr Bruder rollt das Blatt auseinander, betrachtet die Zeichnung und meint ratlos: „Keine Ahnung.“
Laura und Sophie beugen ebenfalls ihre Köpfe darüber.
„Mensch, Tommy!“, ruft Sophie. „Das ist eine Schatzkarte!“
„Ja, von einem Piratenschatz!“, ergänzt Laura. „Schau! Ein Pirat muss seine Beute in unserem Sandkasten vergraben haben!“
„Ehrlich?“, fragt Tommy und bekommt vor Staunen ganz große Augen.

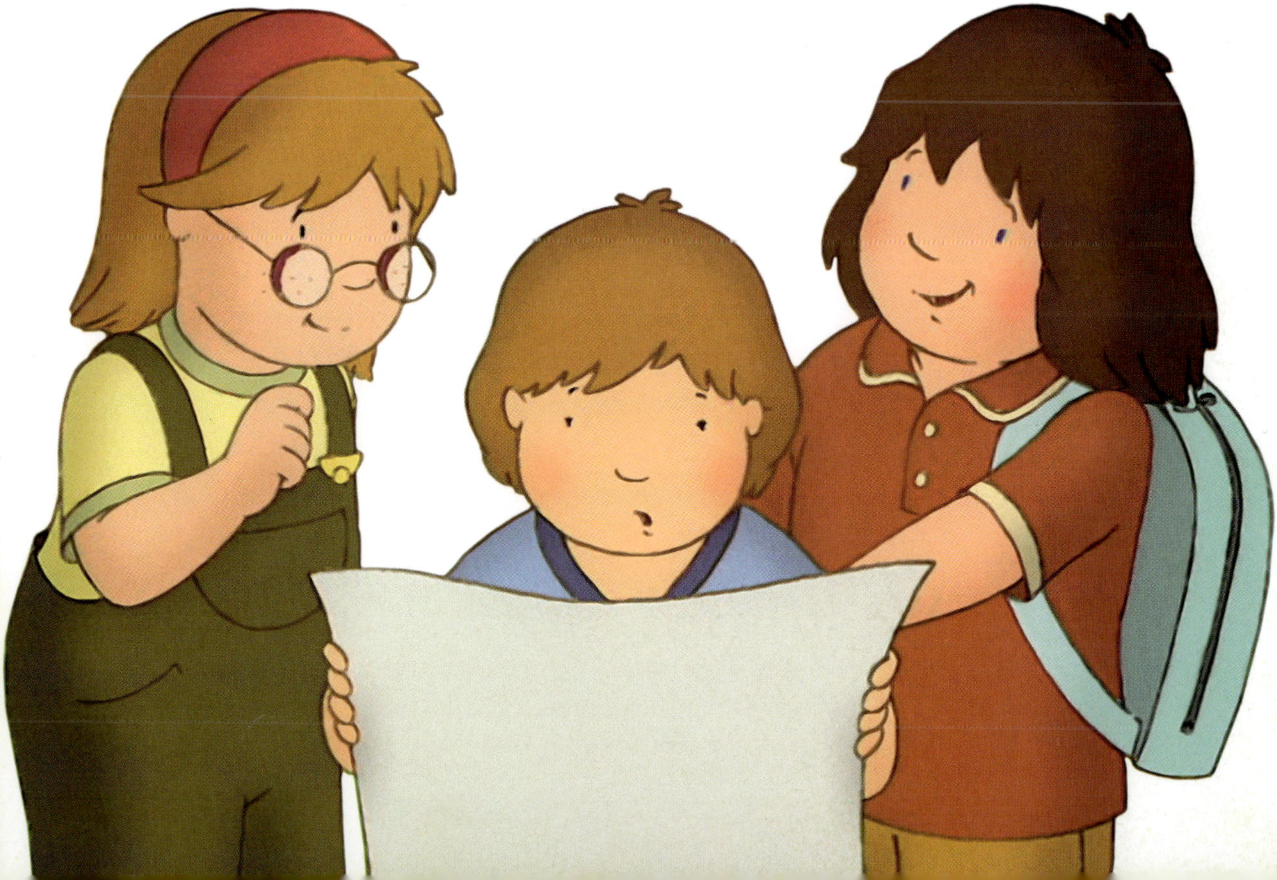

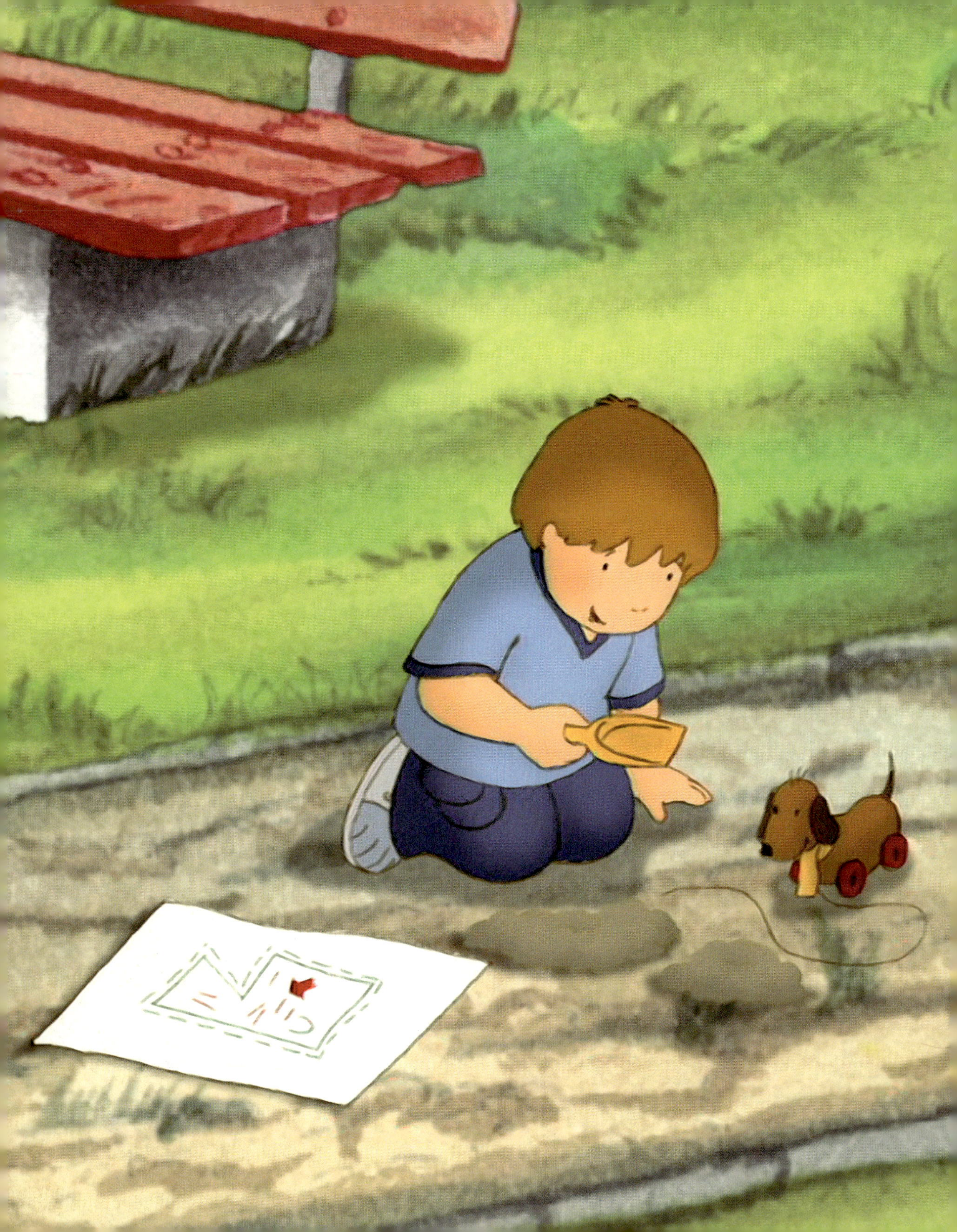

Und Sophie sagt großzügig: „Du hast die Schatzkarte gefunden, also gehört der Schatz auch ganz allein dir.“
„Natürlich musst du ihn zuerst ausgraben“, ergänzt Laura.
Tommy strahlt und nickt. Er rennt zum Sandkasten, packt die kleine Plastikschaufel, die dort liegt, und fängt an, den Sand beiseitezuschippen. Bald ist er ganz vertieft in seine Arbeit.
Laura und Sophie blinzeln sich verschwörerisch zu.
Dann schleichen sie davon.

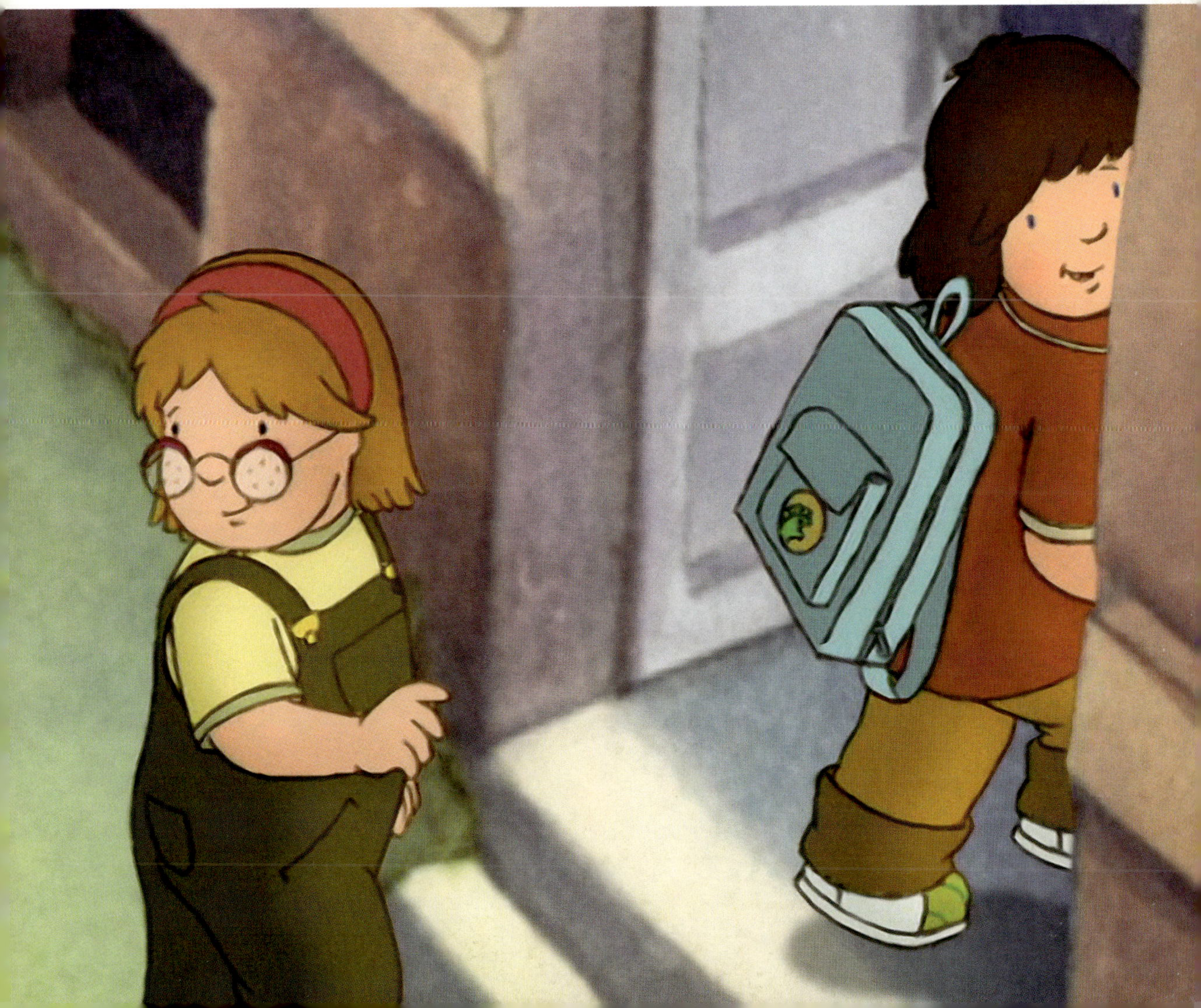

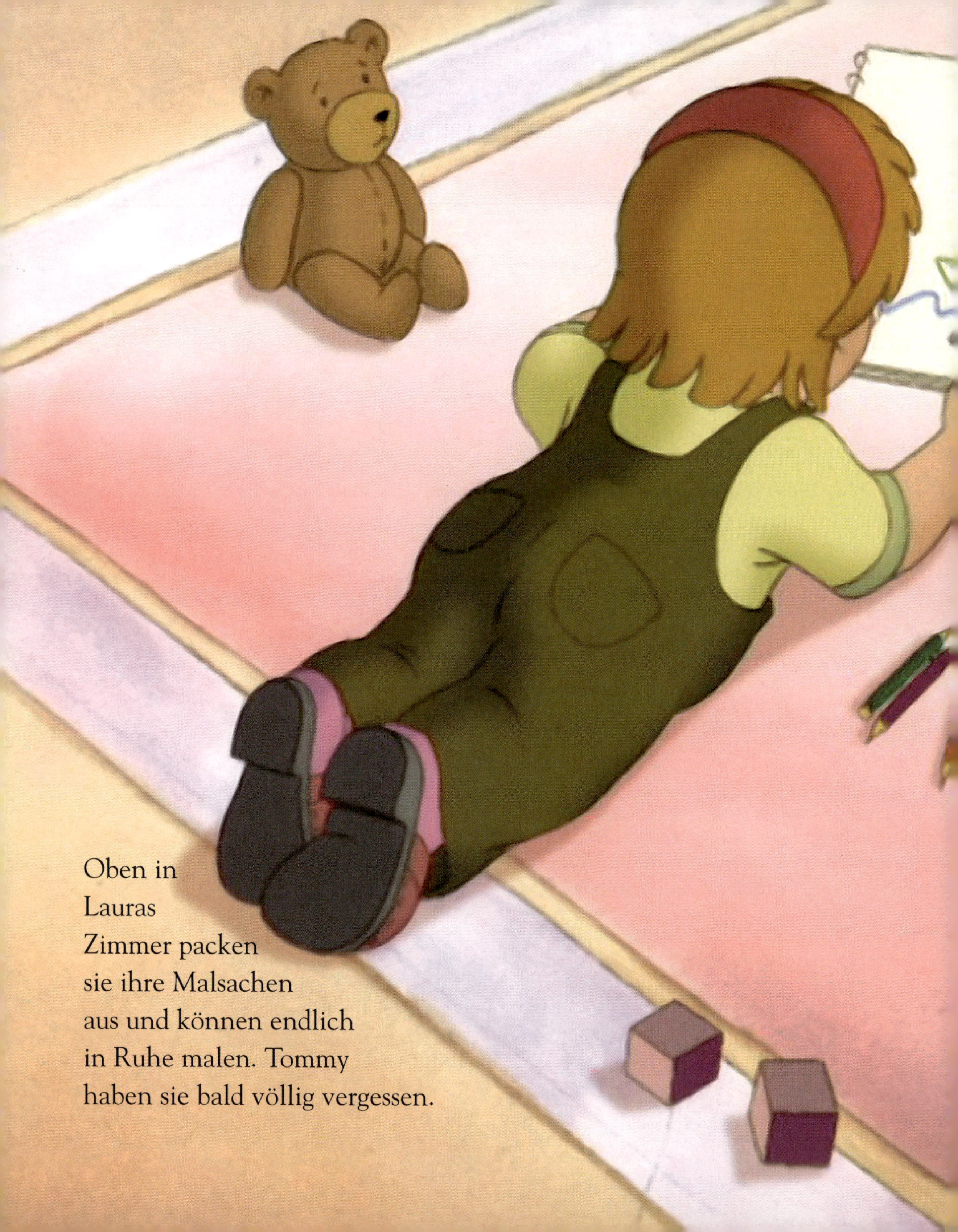

Oben in Lauras Zimmer packen sie ihre Malsachen aus und können endlich in Ruhe malen. Tommy haben sie bald völlig vergessen.

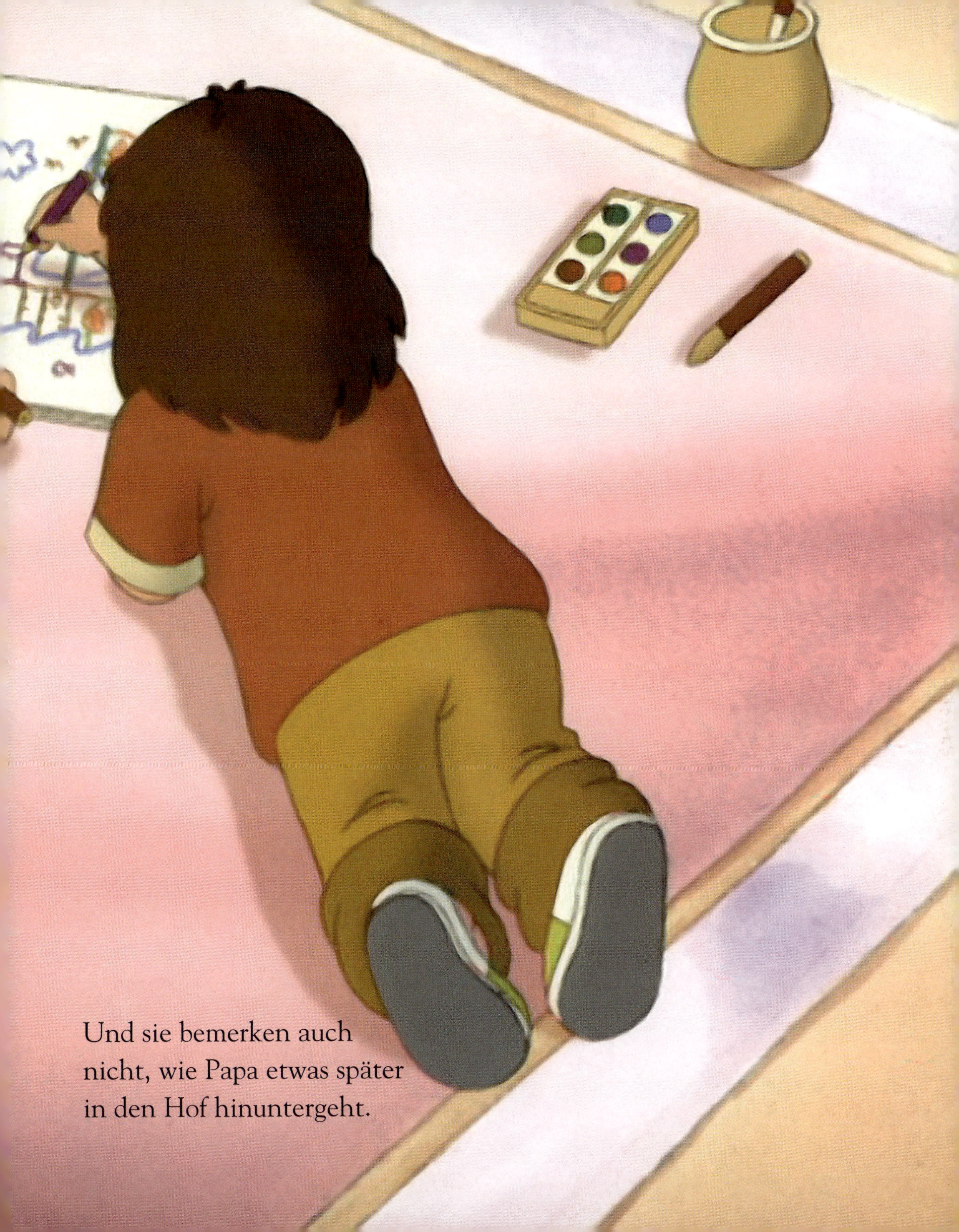

Und sie bemerken auch
nicht, wie Papa etwas später
in den Hof hinuntergeht.

Plötzlich aber kommt Tommy ins Zimmer. Er sieht richtig vergnügt aus.
„Ihr hattet recht mit dem Schatz. Seht mal, was ich beim Graben gefunden habe!“, sagt er und holt etwas aus seiner Hosentasche.

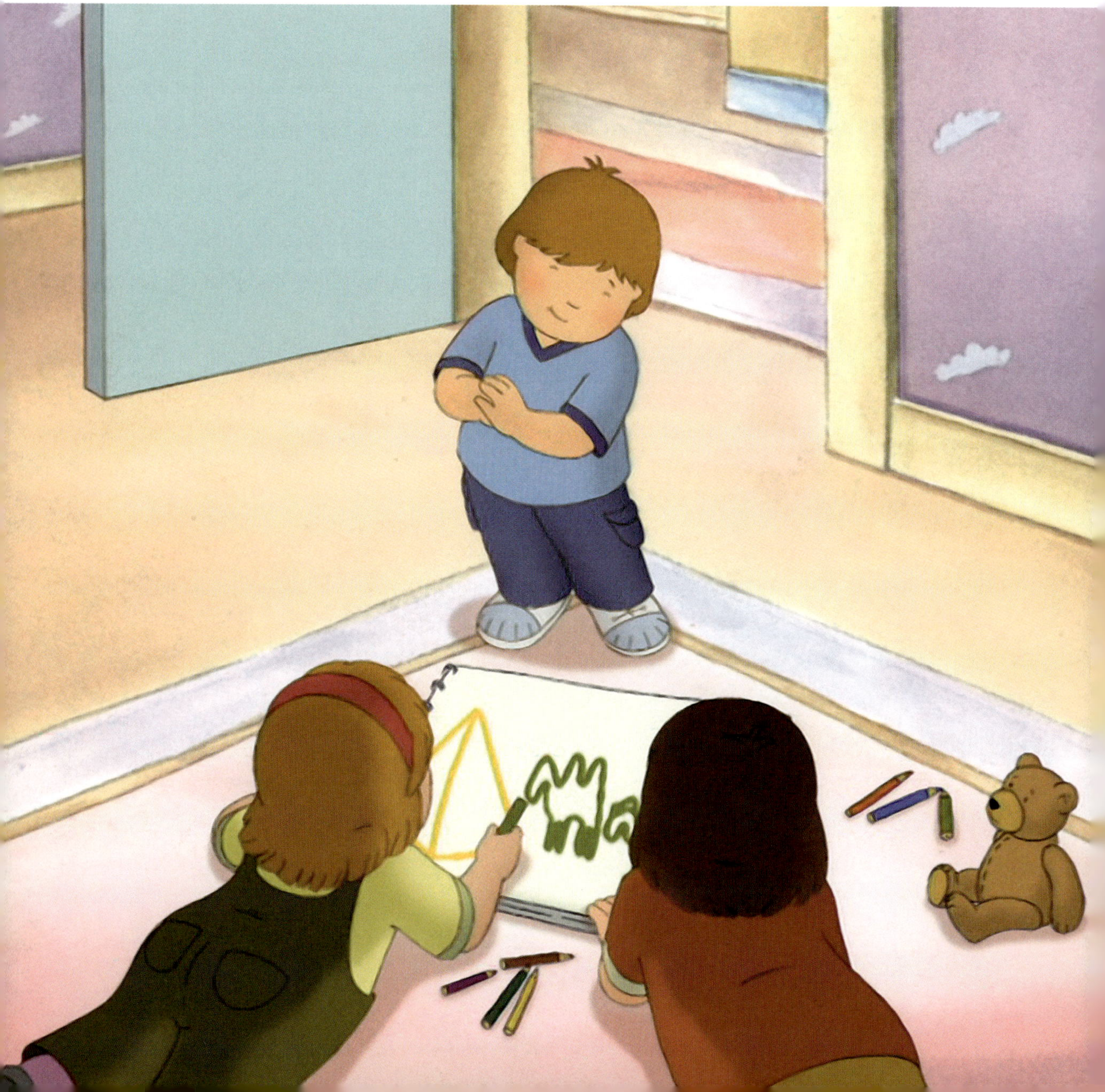

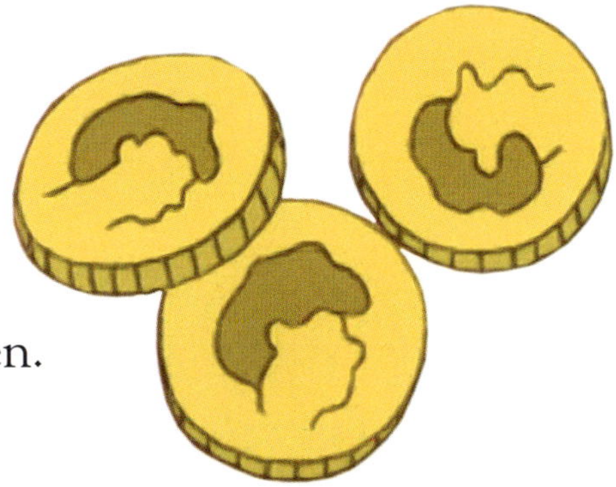

In seiner Hand liegen drei glänzende Münzen. Es sind keine Cent- oder Eurostücke. Sie sehen ganz alt aus und sind viel schwerer als gewöhnliche Münzen. Gold!
„Das gibt's doch nicht!“, ruft Sophie.
„Doch, das gibt's“, entgegnet Tommy. „Ihr könnt ja auch probieren, ob ihr was findet. Ich hab jetzt jedenfalls keine Lust mehr. Ich kaufe mir von meinem Schatz lieber ein riesengroßes Eis!“
Damit geht er aus dem Zimmer.

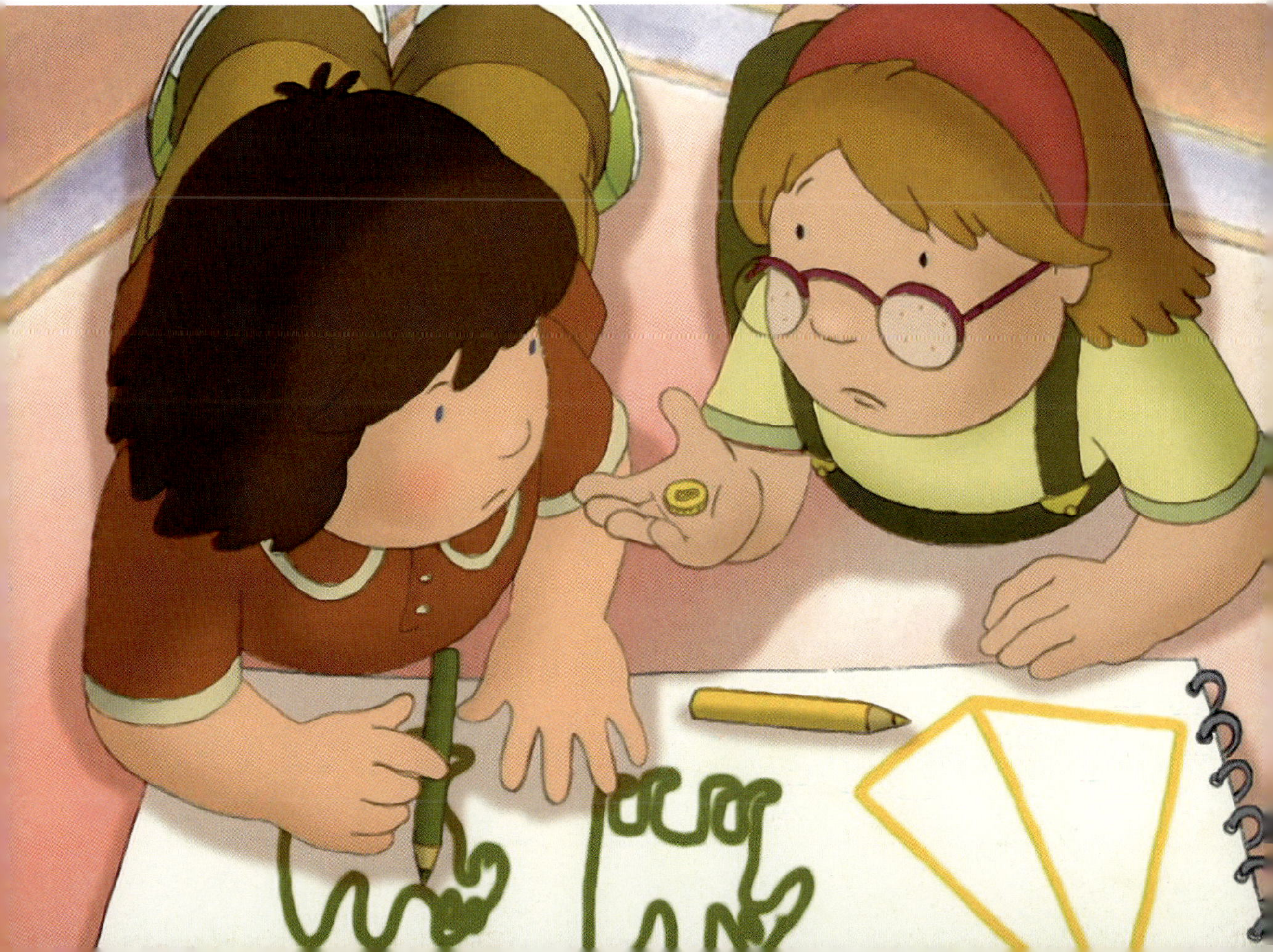

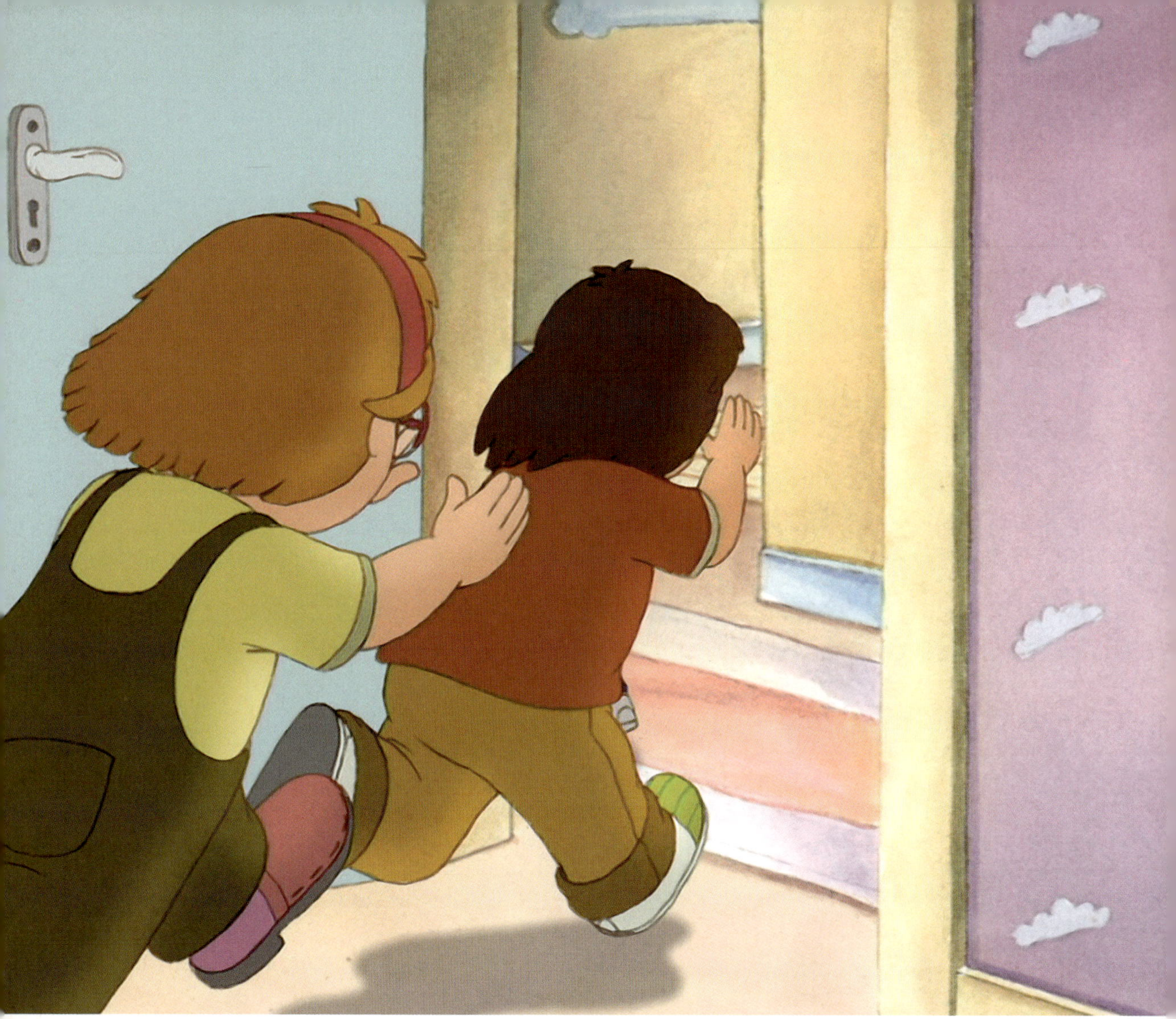

Laura und Sophie sehen sich an. Dann springen sie auf und rennen nach unten in den Hof. Ein Schatz! In der Sandkiste im Hof liegt tatsächlich ein Schatz! Tommy hat sicher nicht alles genau durchsucht. Wenn sie tiefer graben, finden sie bestimmt noch viel mehr Münzen!
Die beiden Mädchen merken nicht, dass Tommy und Papa ihnen nachsehen und dabei verschmitzt grinsen.

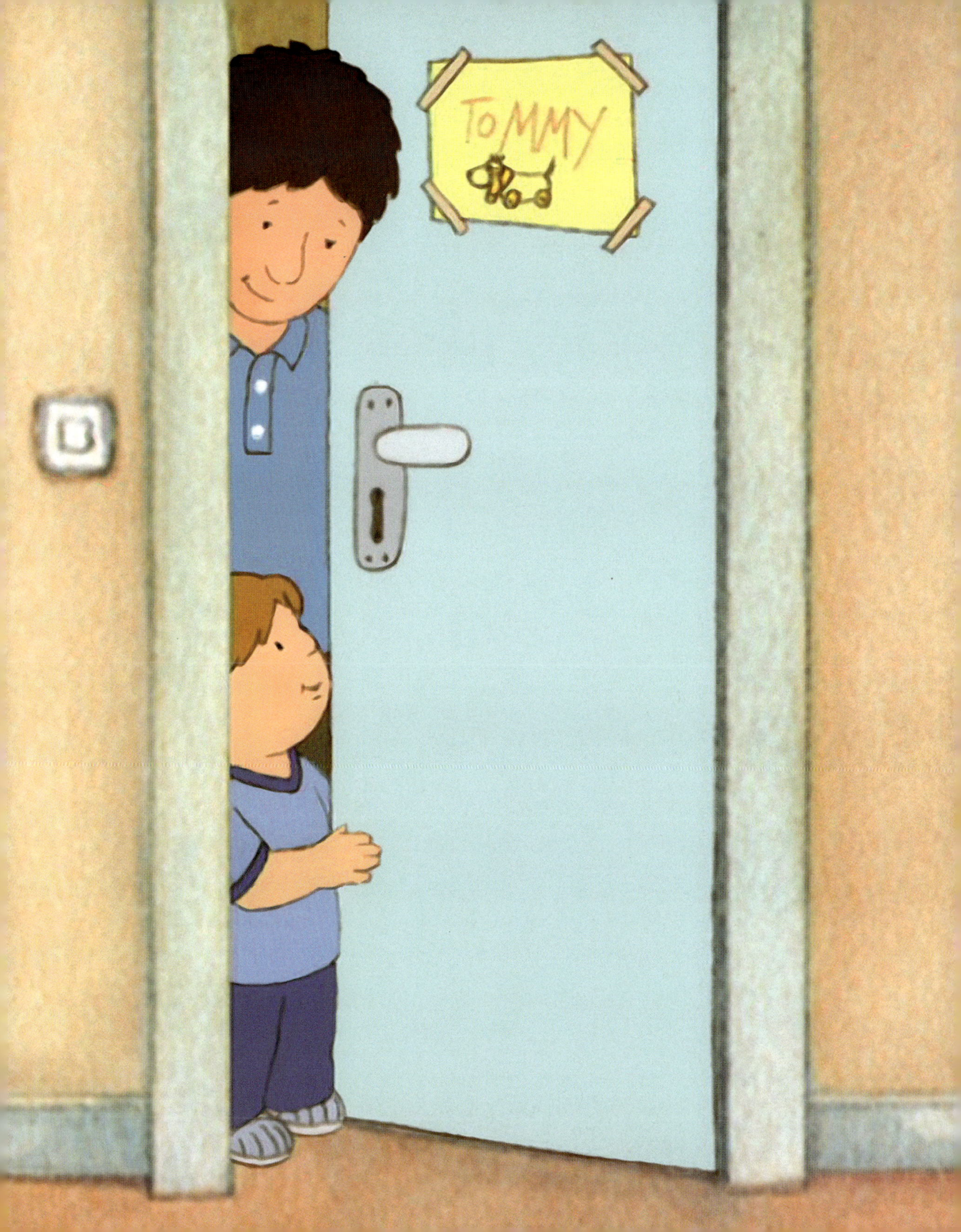
TOMMY

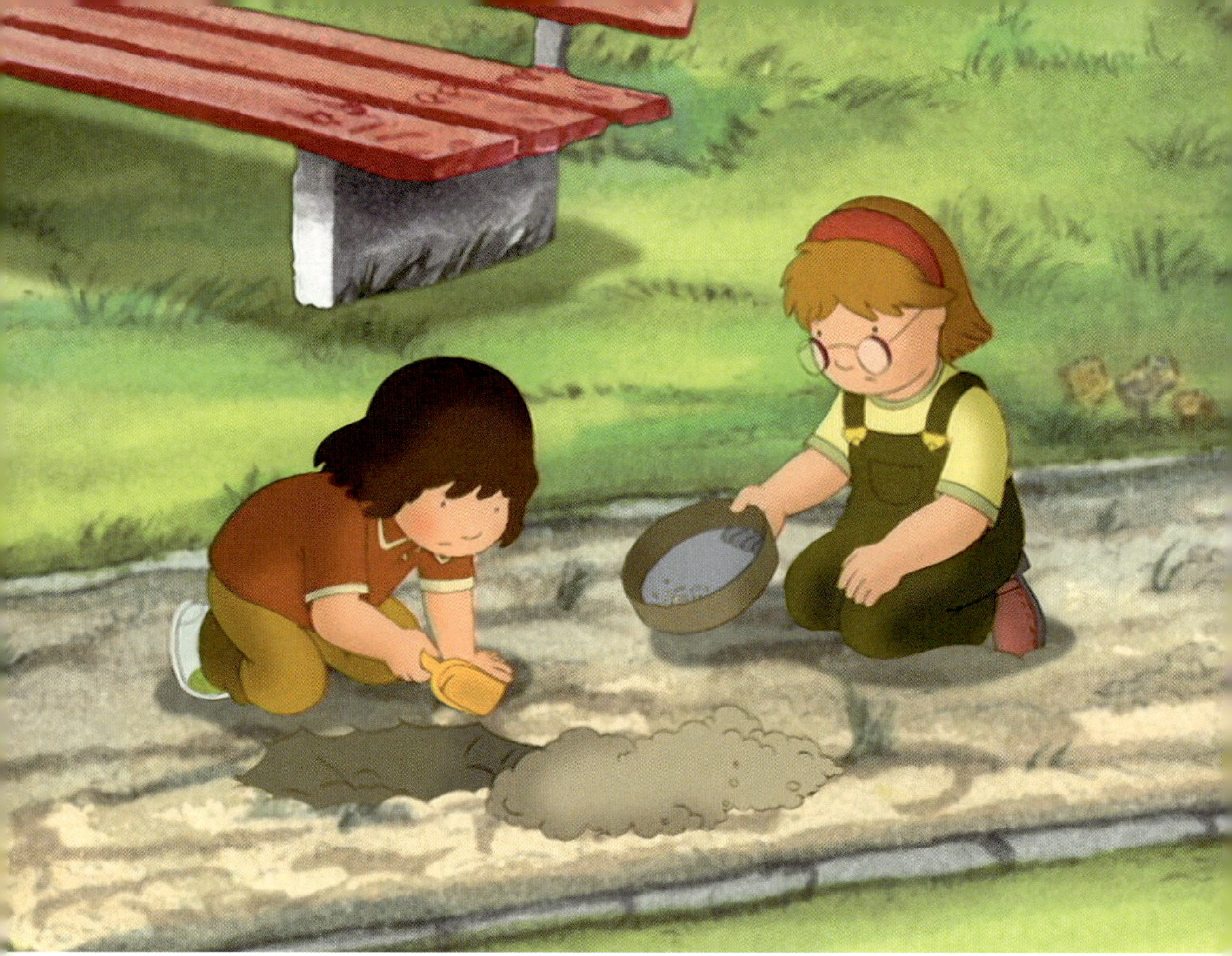

Laura gräbt, Sophie siebt den Sand. Die Sonne brennt heiß und die beiden Mädchen schwitzen. Bisher haben sie nur Steine und Regenwürmer gefunden. Nicht das kleinste bisschen Gold.
Aber Laura will nicht aufgeben. Sie stellt sich vor, wie sie eine ganze Kiste voll Goldmünzen finden.
Sie ist so in ihren Traum vertieft, dass sie gar nicht bemerkt, wie Papa und Tommy an den Sandkasten kommen.
„Ich glaube nicht, dass ihr hier etwas finden werdet", meint Papa.
Laura sieht hoch.

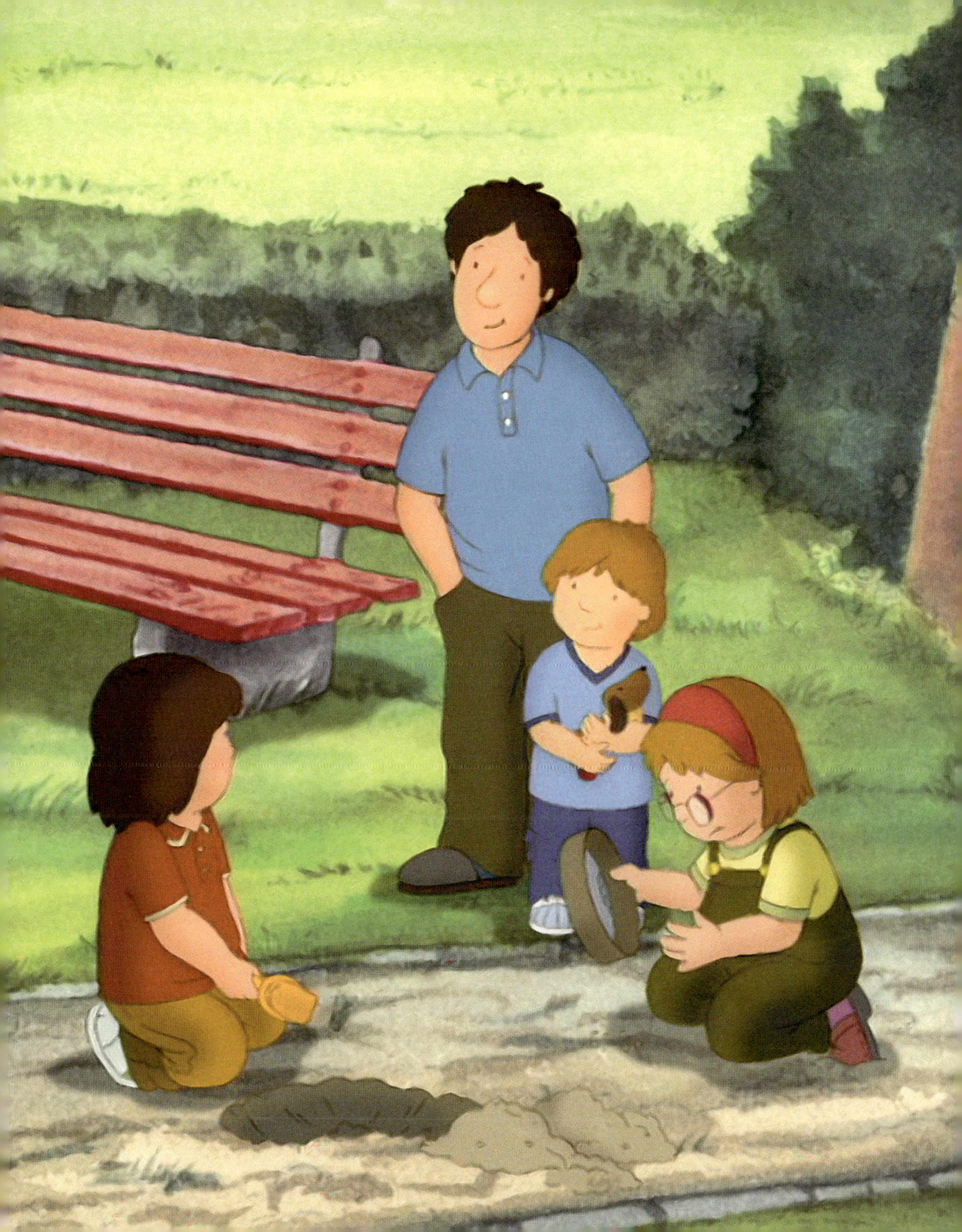

„Aber Tommy hat doch auch Goldmünzen gefunden!“, widerspricht sie.

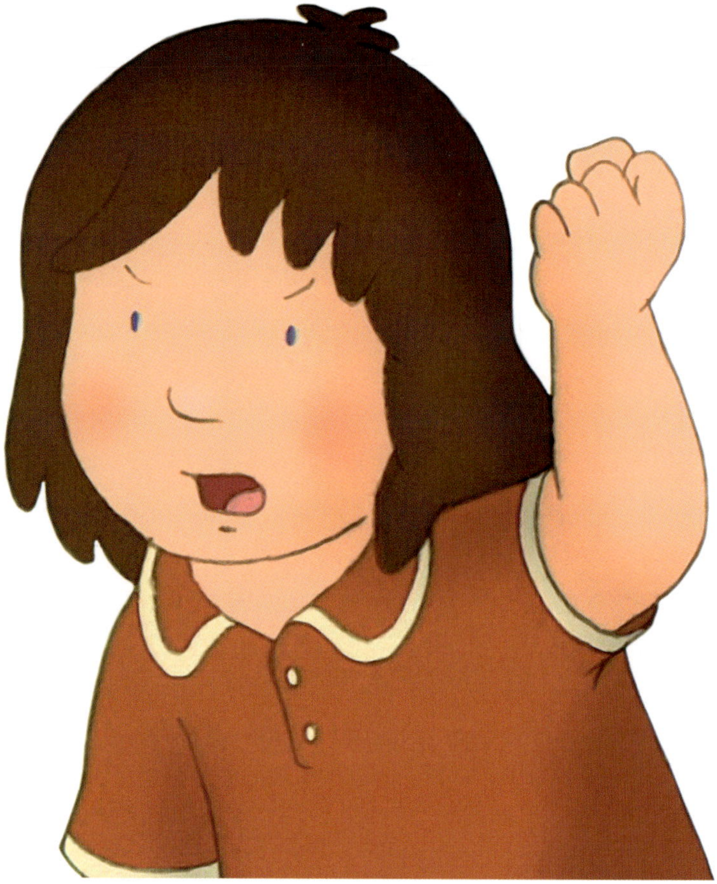

Papa lächelt.
„Die Münzen“, sagt er, „sind aus meiner alten Münzsammlung. Ich habe sie Tommy geliehen.“
„Aber wieso …“, beginnt Laura.
Dann versteht sie.
„Ihr beide habt uns reingelegt!“, ruft sie. „Wie gemein!“
Papa zieht eine Augenbraue hoch.
„Ihr beide habt Tommy mit der Schatzkarte doch auch reingelegt“, meint er. „War das etwa nicht gemein?“
Laura schluckt. Dann nickt sie. Papa hat recht. Das mit der Schatzkarte war genauso gemein. Sie und Sophie entschuldigen sich bei Tommy.
„Und du darfst auch wieder mit uns spielen“, sagt sie verlegen.
„Schon in Ordnung“, murmelt Tommy.

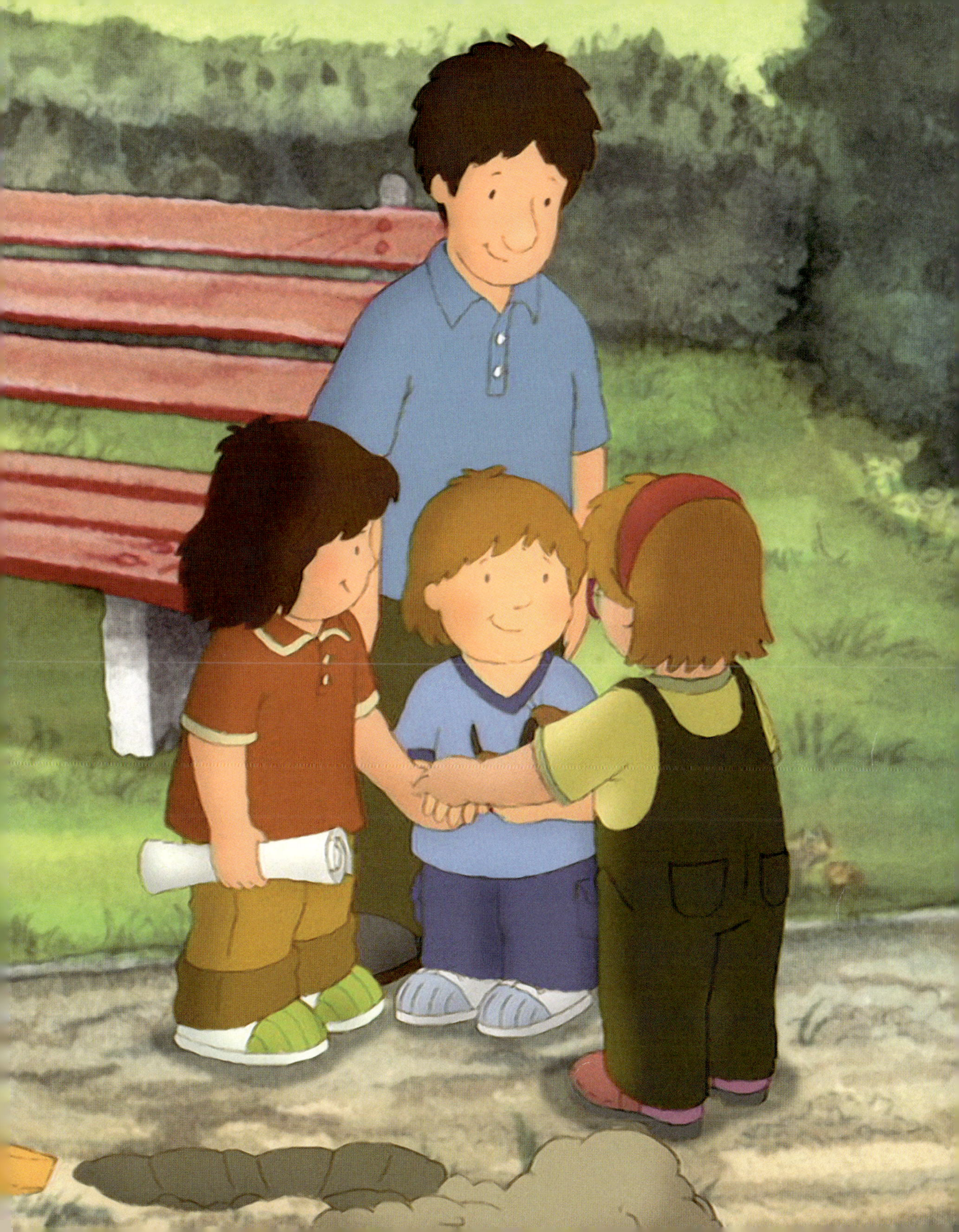

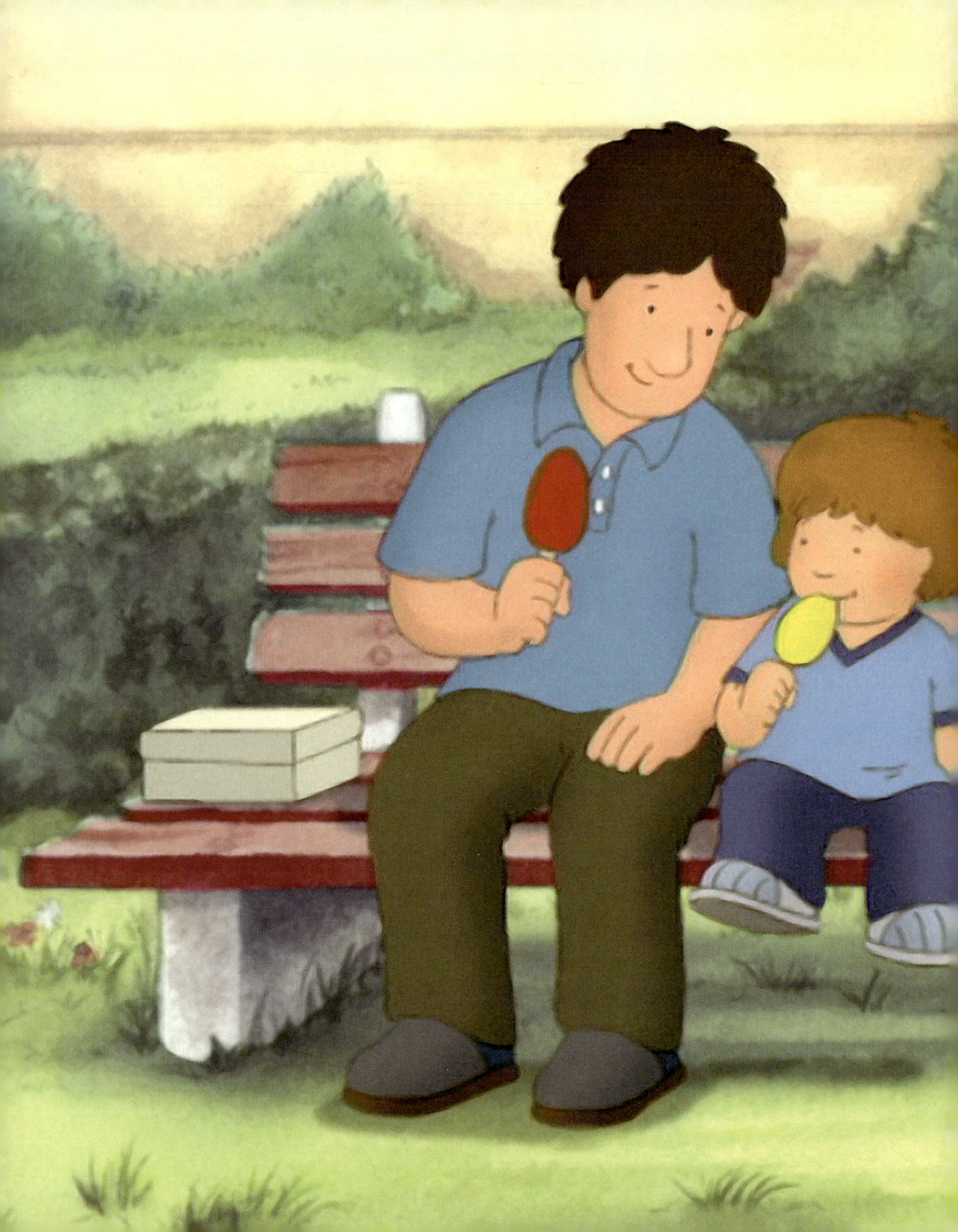

Dann spendiert Papa für alle ein Eis. Während sie auf der Bank im Hof sitzen, denkt Laura: „Eigentlich brauche ich gar keinen Goldschatz. Mein Stern ist der schönste Schatz, den man nur haben kann!“
Und glücklich schleckt sie an ihrem herrlich kühlen Eis.

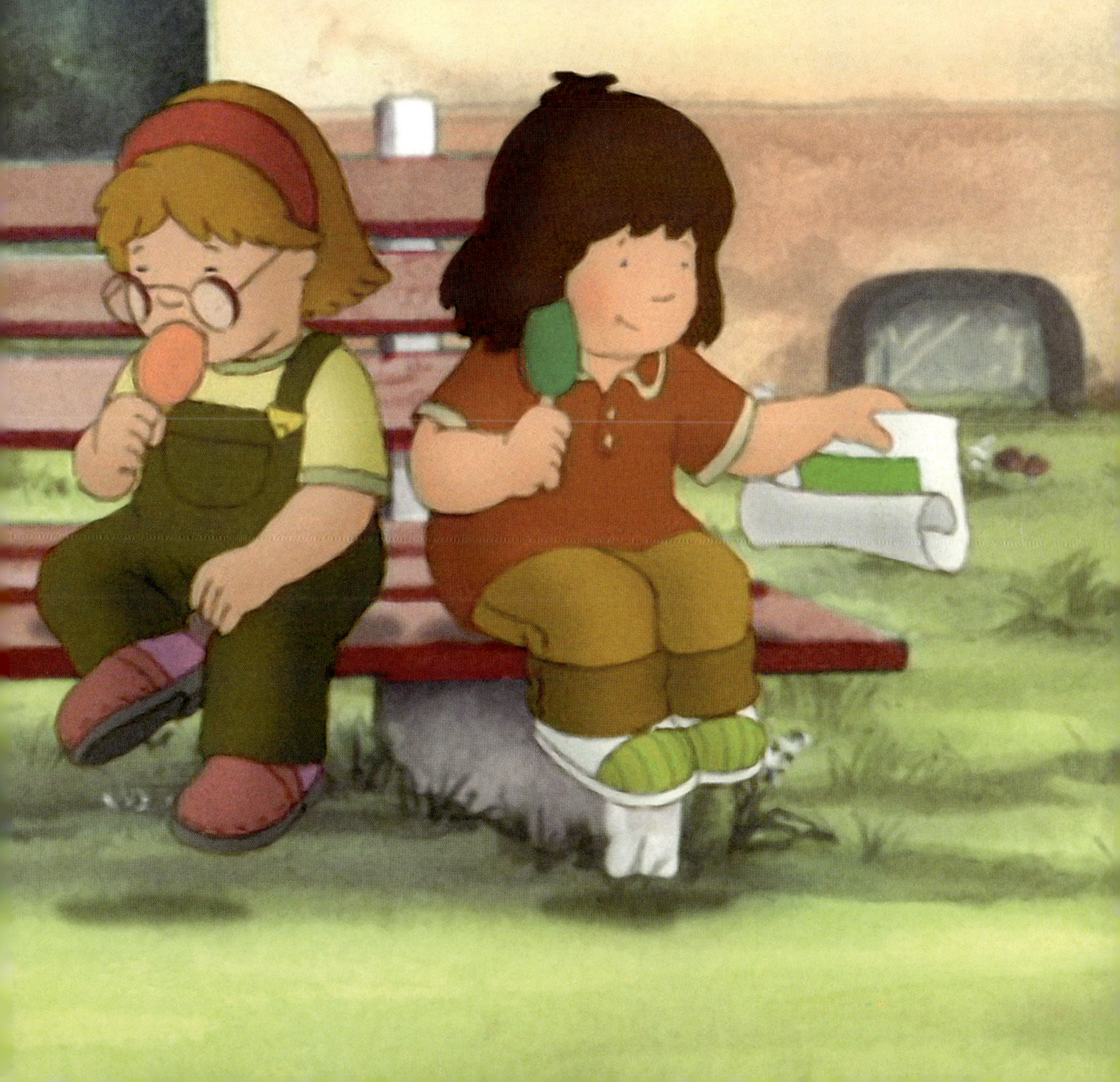

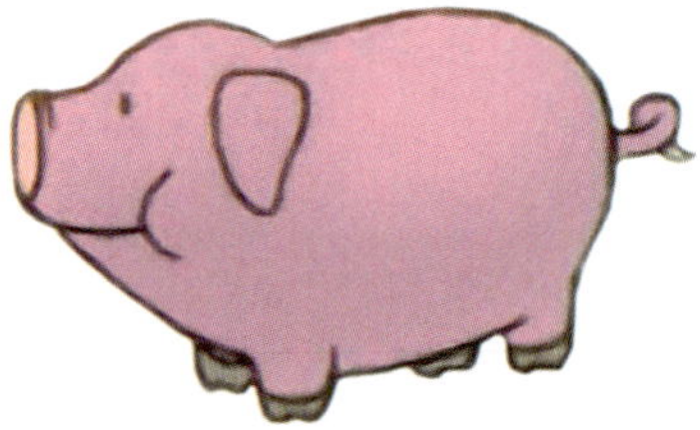

Sterntaler

Laura und Tommy sind mit Papa im Zoo. Gerade stehen sie bei den Löwen und schauen dem Löwenvater beim Gähnen zu.
„Der hat aber große Zähne!“, meint Tommy und geht lieber schnell weiter zu den Zebras. Die bekommen gerade etwas zu fressen.
Laura sieht ihnen eine Weile zu, dann sagt sie: „Ich hab auch Hunger! Können wir ein Eis haben?“
An der nächsten Ecke hat sie nämlich einen Eiswagen erspäht.

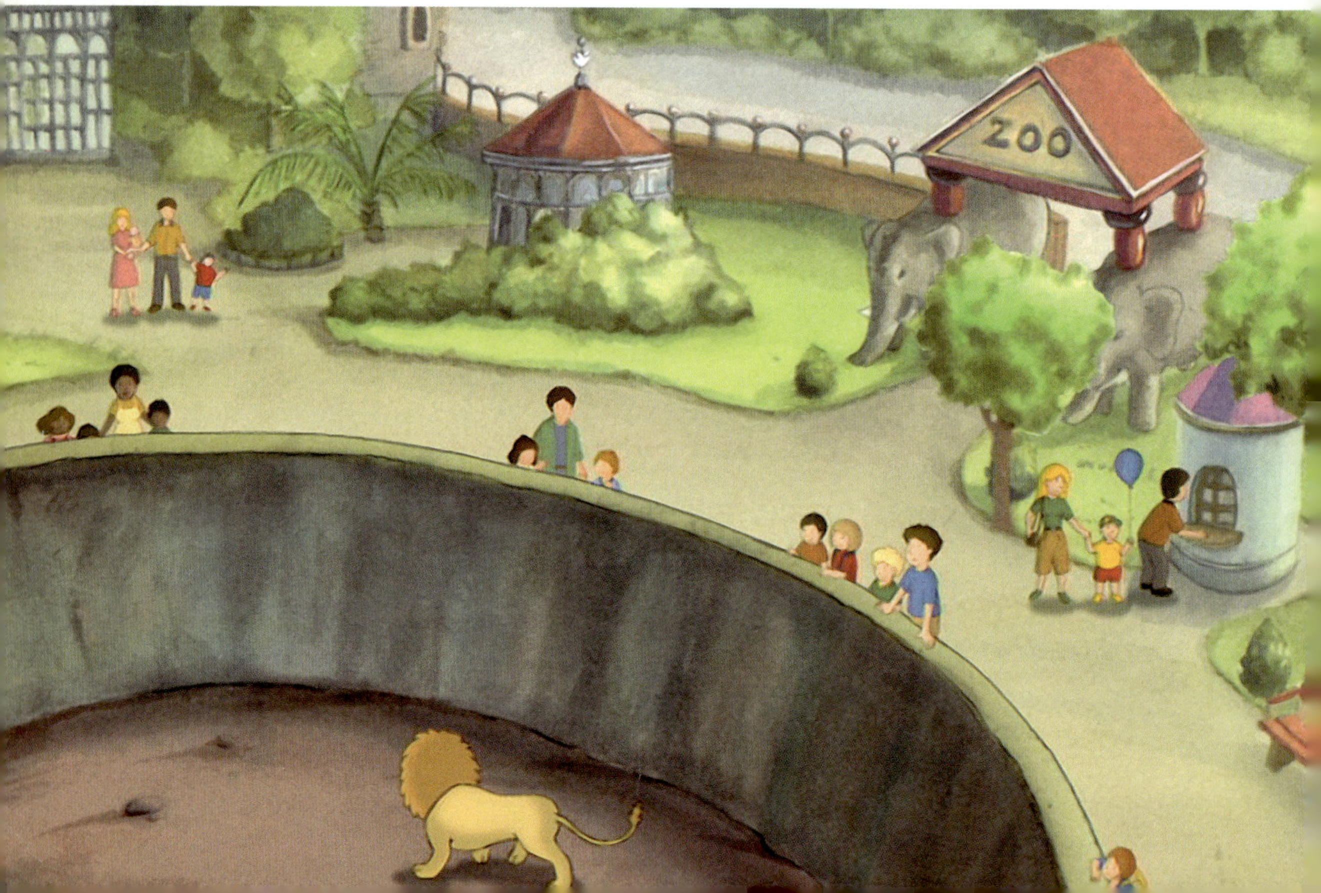

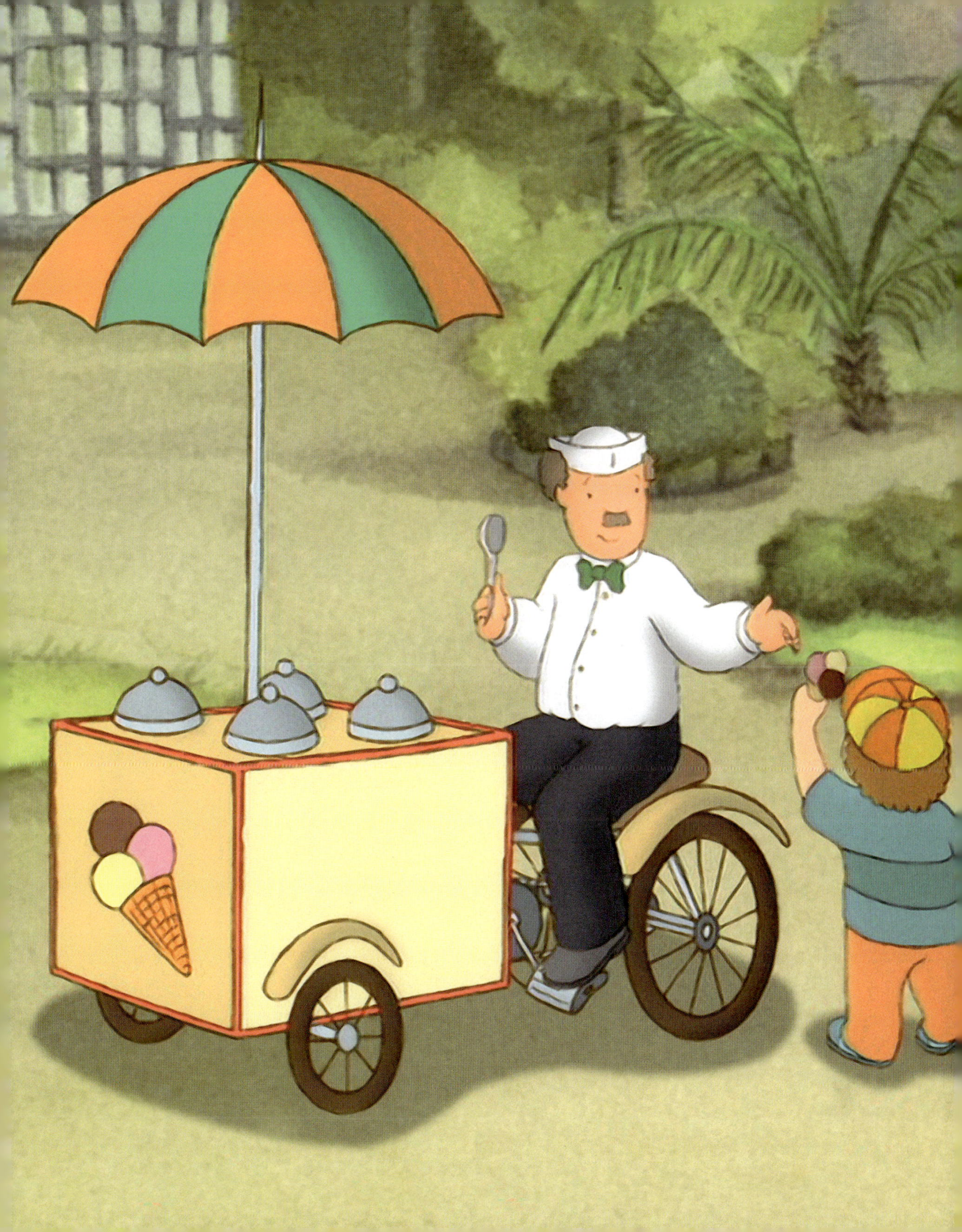

„Oh ja, ein Eis! Bitte!“, bettelt jetzt auch Tommy.
„Na, meinetwegen“, brummt Papa.
Sie gehen hinüber zum Eiswagen und jeder darf sich ein großes Eis kaufen.
Laura schleckt gerade genüsslich an ihrer Vanillekugel, als sie drei Kinder mit ihrer Mutter bemerkt.
„Schau mal!“, sagt das Mädchen und deutet auf Laura, Tommy und den Eiswagen. „Die Kinder haben ein Eis! Können wir auch eins haben?“

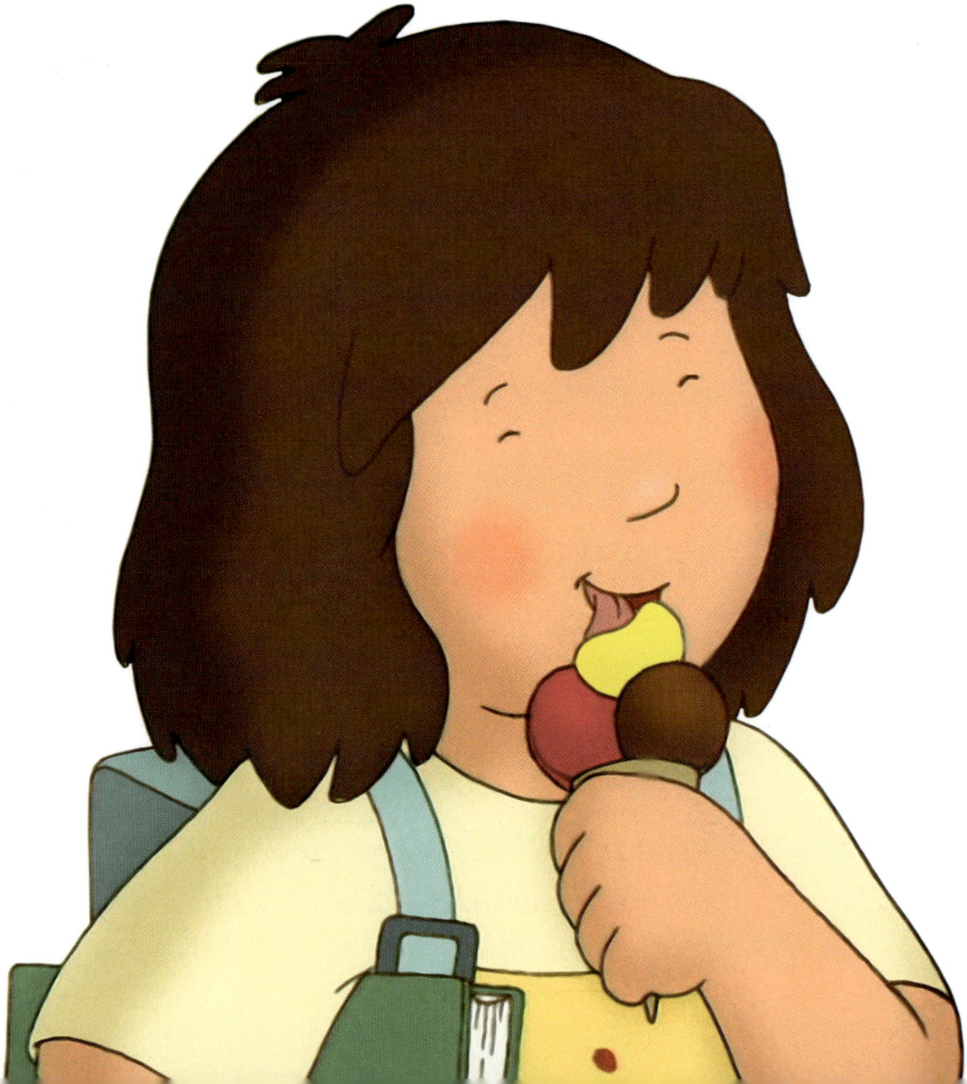

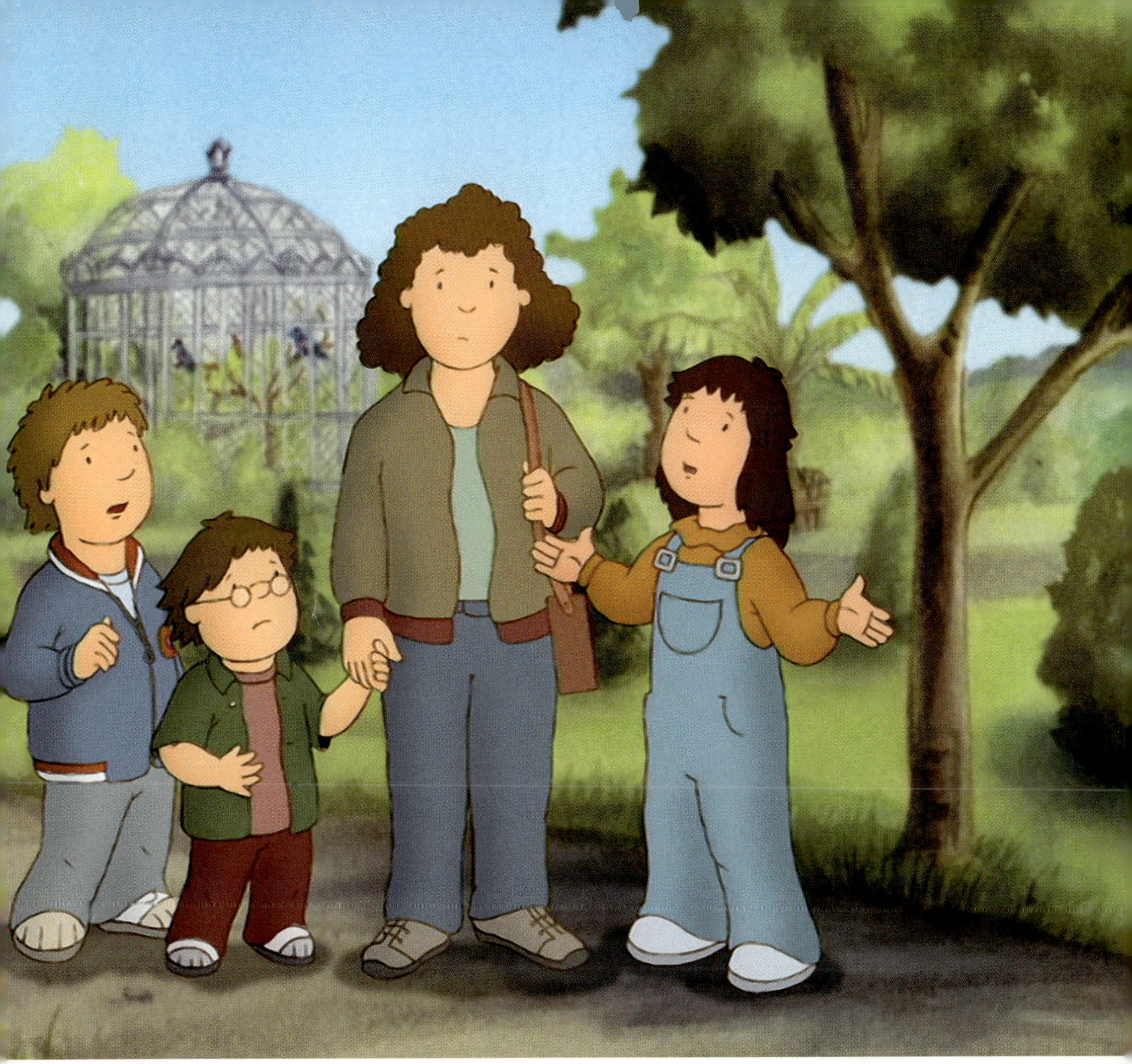

Die Mutter zuckt bedauernd mit den Achseln.
„Die Eintrittskarten für den Zoo waren schon so teuer“, sagt sie.
„Tut mir leid, ein Eis ist heute nicht mehr drin.“
Sosehr die Kinder auch betteln, ihre Mutter schüttelt den Kopf.
Mit enttäuschten Gesichtern ziehen die drei weiter.

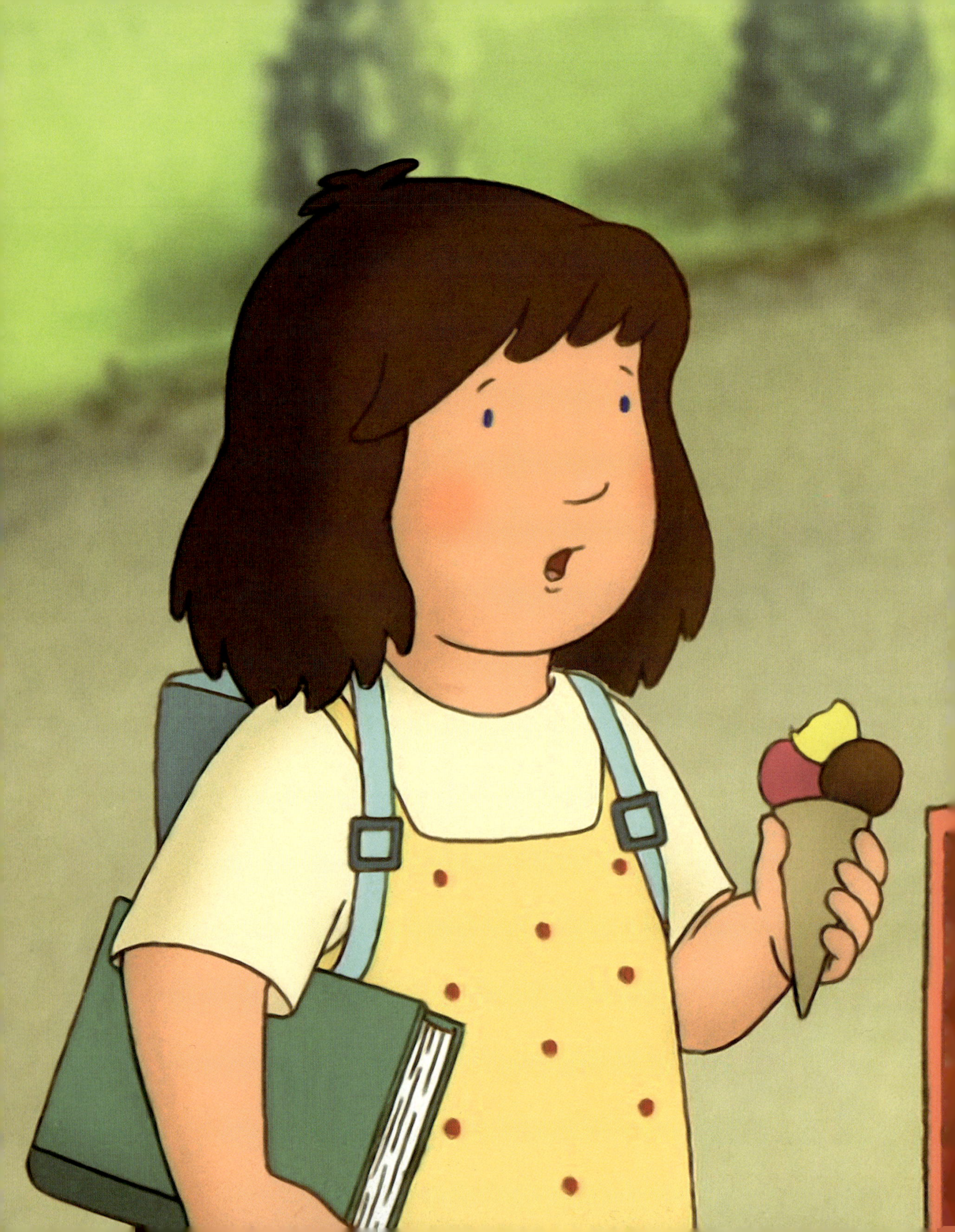

Laura schaut auf das Eis in ihrer Hand. Nachdenklich erzählt sie Papa, was sie beobachtet hat.
„Es gibt Familien", erklärt ihr Papa, „die müssen sehr genau überlegen, wofür sie ihr Geld ausgeben, weil sie nur sehr wenig haben."
„Haben wir denn genug Geld?", will Laura wissen.
Papa antwortet: „Mama und ich hatten viel Glück mit unseren Berufen. Über Geld müssen wir uns eigentlich keine großen Sorgen machen."
Und weil Tommy jetzt unbedingt zu den Affen will, gehen sie weiter.

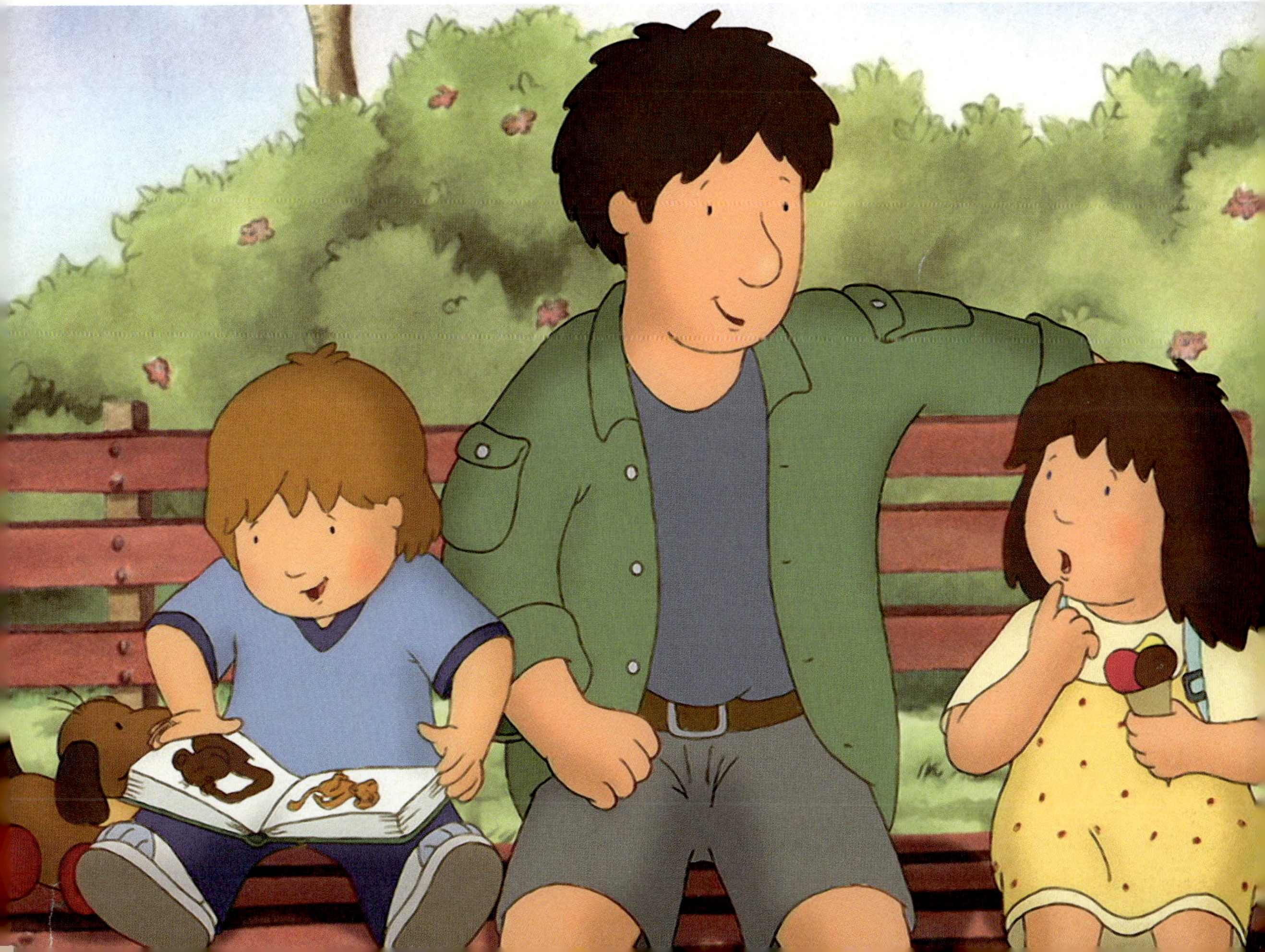

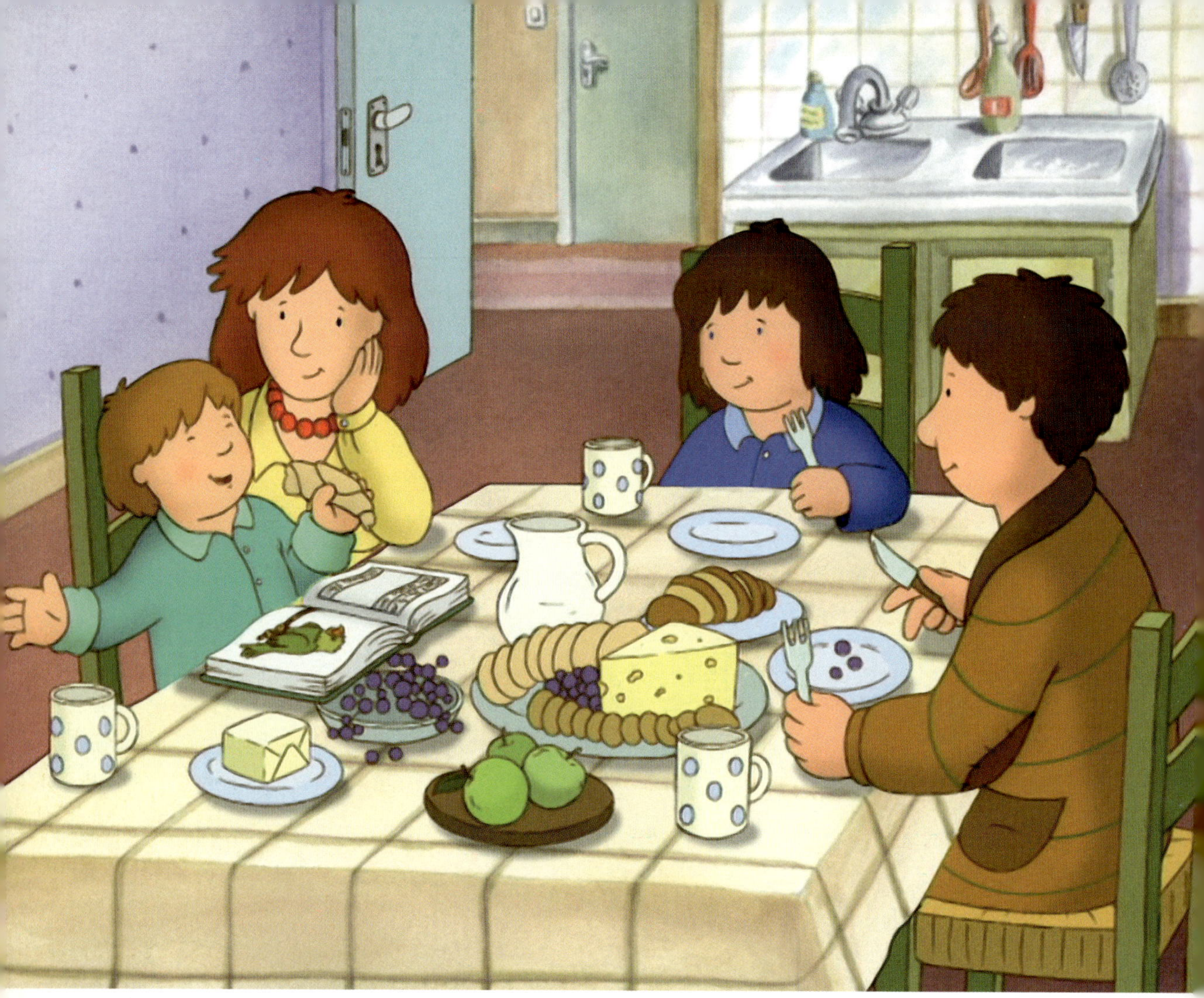

Beim Abendessen erzählen Tommy und Laura Mama von all den Tieren, die sie im Zoo gesehen haben: Pinguine und Kängurus und sogar einen Papagei, der sprechen kann!
Anschließend schickt Papa die beiden ins Bett.
„Ich und Mama müssen noch einiges besprechen“, sagt er.
Aber auf dem Weg zum Bad fällt Laura ein, dass sie ihr Tierbuch auf dem Tisch liegen lassen hat. Sie kehrt um und will zurück in die Küche.

Durch die halb offene Tür hört sie, wie Mama sagt: „Und dann ist mir doch heute in der Probe mein Cellobogen abgebrochen. Einfach so!“

„Und jetzt?“, fragt Papa. „Kann man ihn reparieren?“

Mama erwidert: „Nein. Wenn so ein Bogen zerbrochen ist, dann kann man ihn nur noch wegwerfen. Aus. Ende.“

Aus. Ende. Mamas Bogen ist kaputt und man kann ihn nicht mehr reparieren. Aber ohne Bogen kann sie doch nicht Cello spielen!

„Dann können sie Mama im Orchester nicht mehr brauchen!“, denkt Laura erschrocken. „Dann ist sie jetzt arbeitslos!“

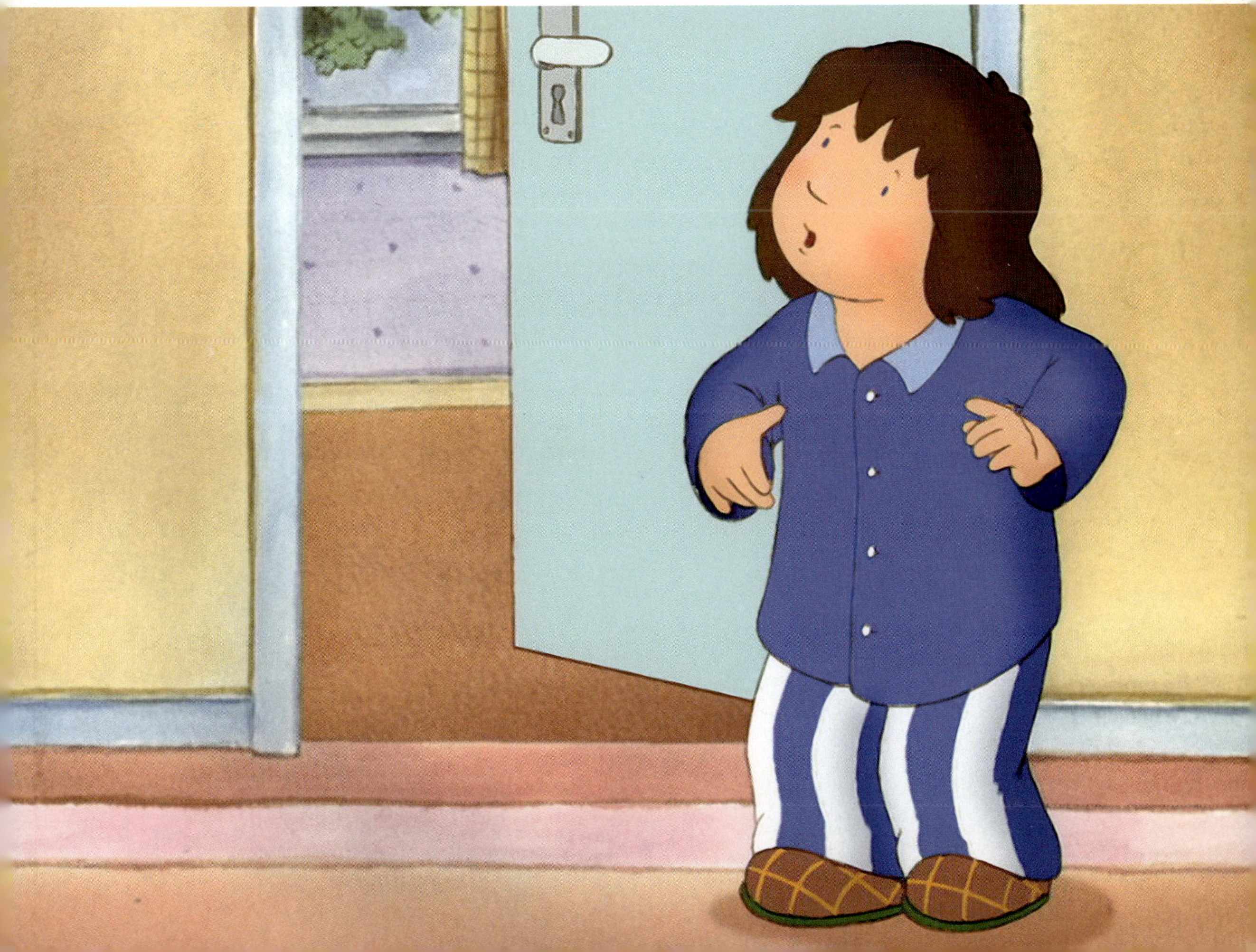

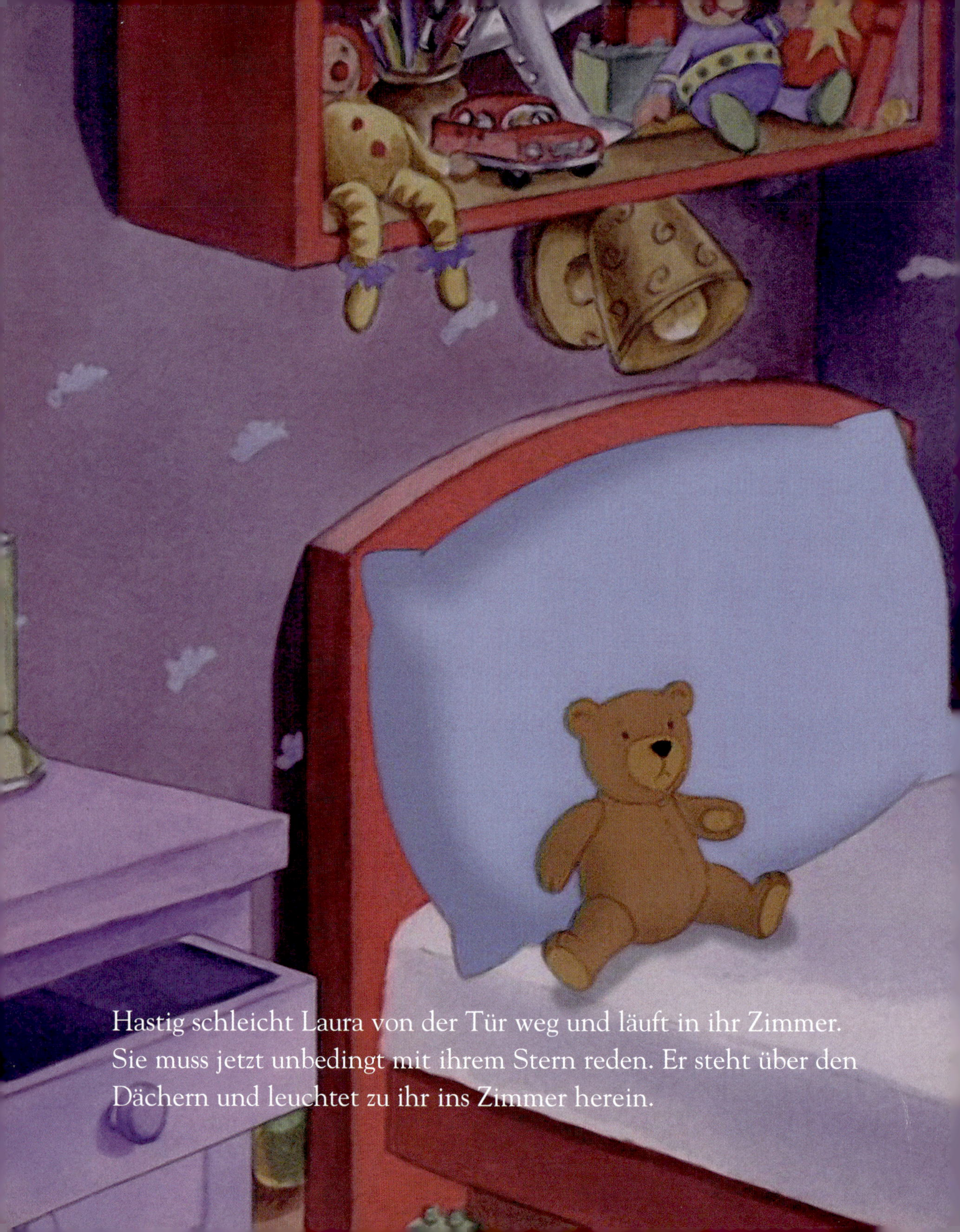

Hastig schleicht Laura von der Tür weg und läuft in ihr Zimmer. Sie muss jetzt unbedingt mit ihrem Stern reden. Er steht über den Dächern und leuchtet zu ihr ins Zimmer herein.

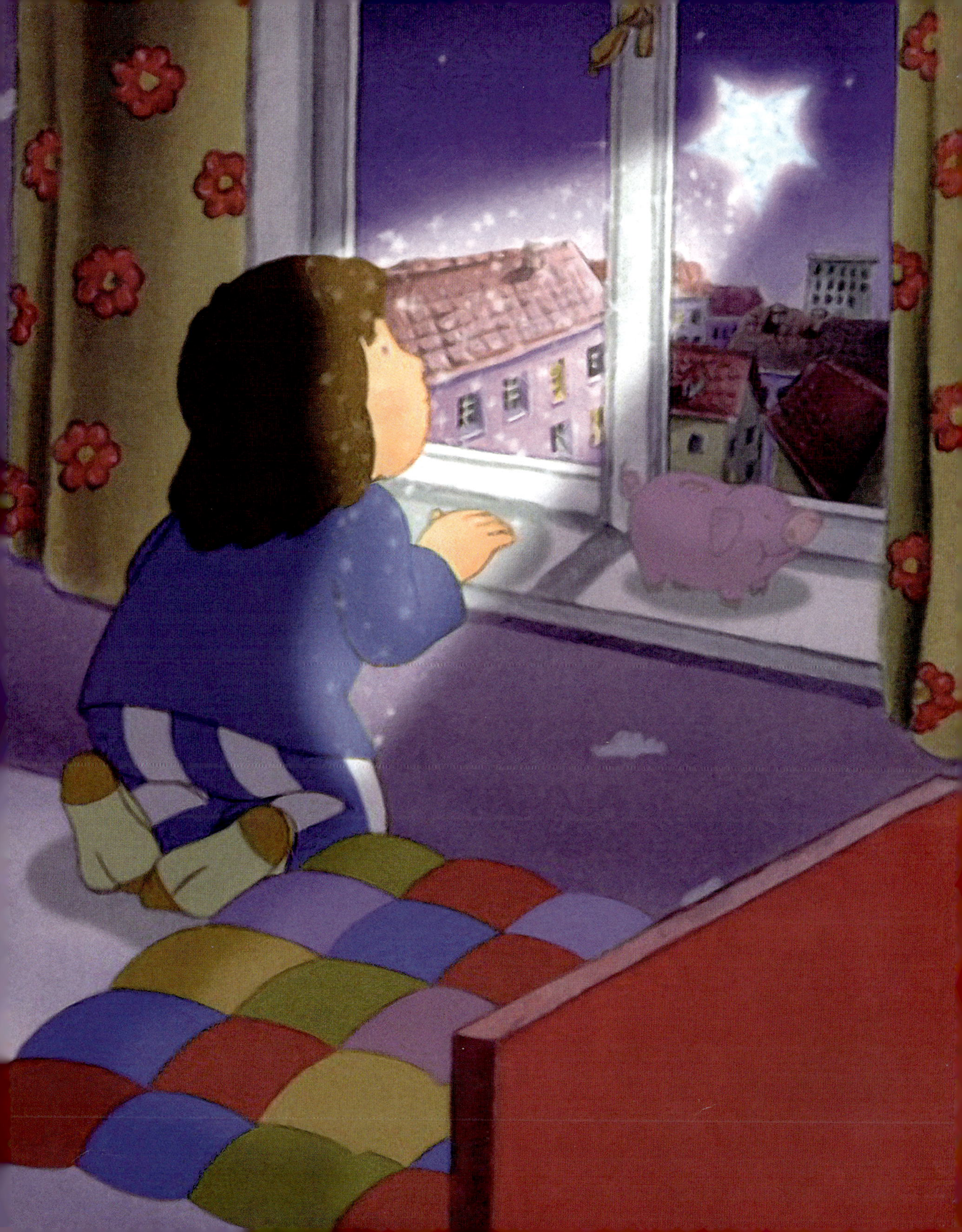

„Wenn Mama nicht mehr arbeiten kann, dann haben wir nur noch das Geld, das Papa mit dem Computer verdient", erklärt sie ihm. „Und wenn das nicht mehr für uns alle reicht? Tommy und ich, wir essen doch immer so viel, weil wir noch wachsen müssen!"
Laura holt ihr Sparschwein und schüttelt es. Nur eine einzige kleine Münze ist darin. Das reicht sicher nicht lange für die ganze Familie.

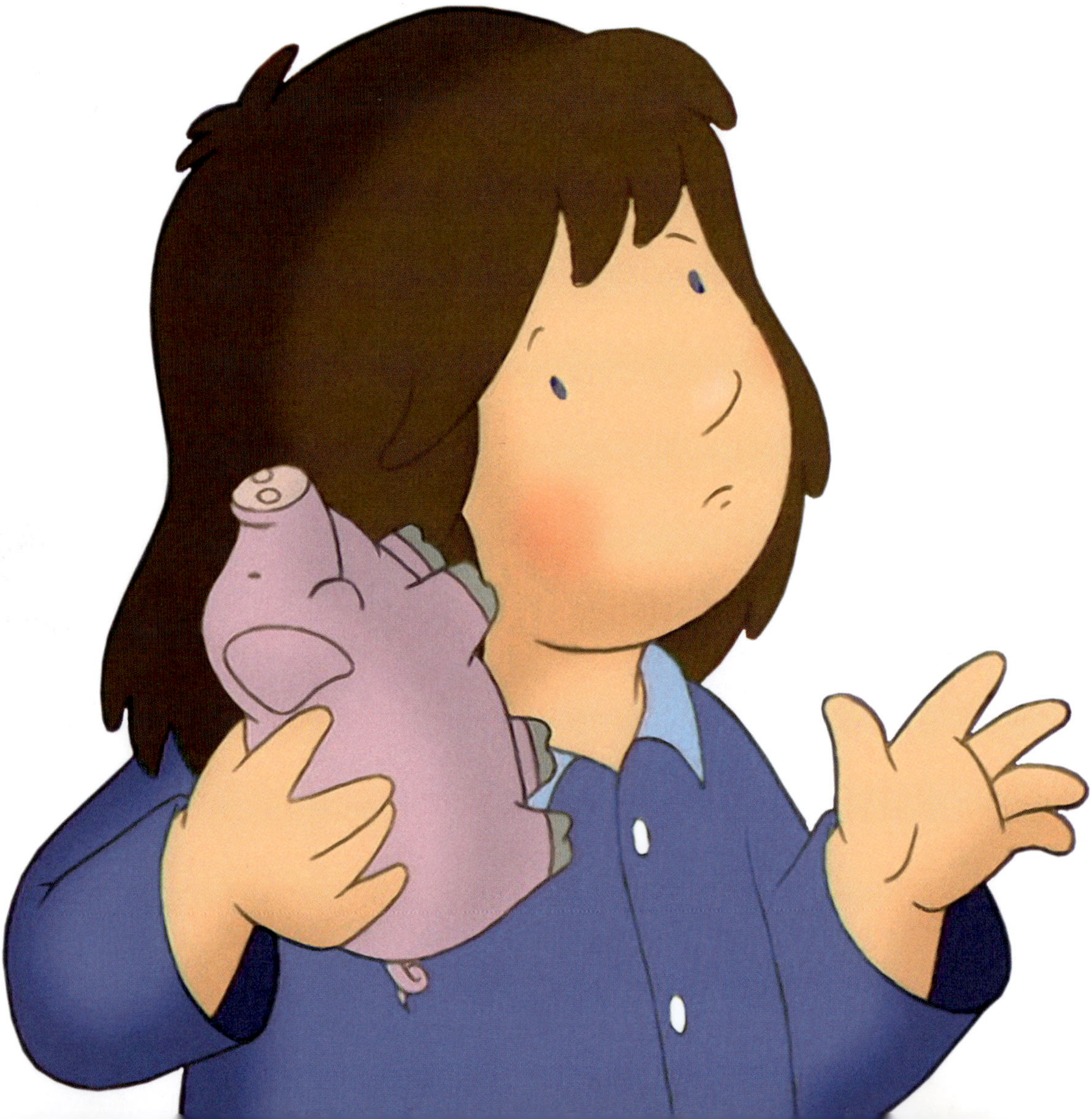

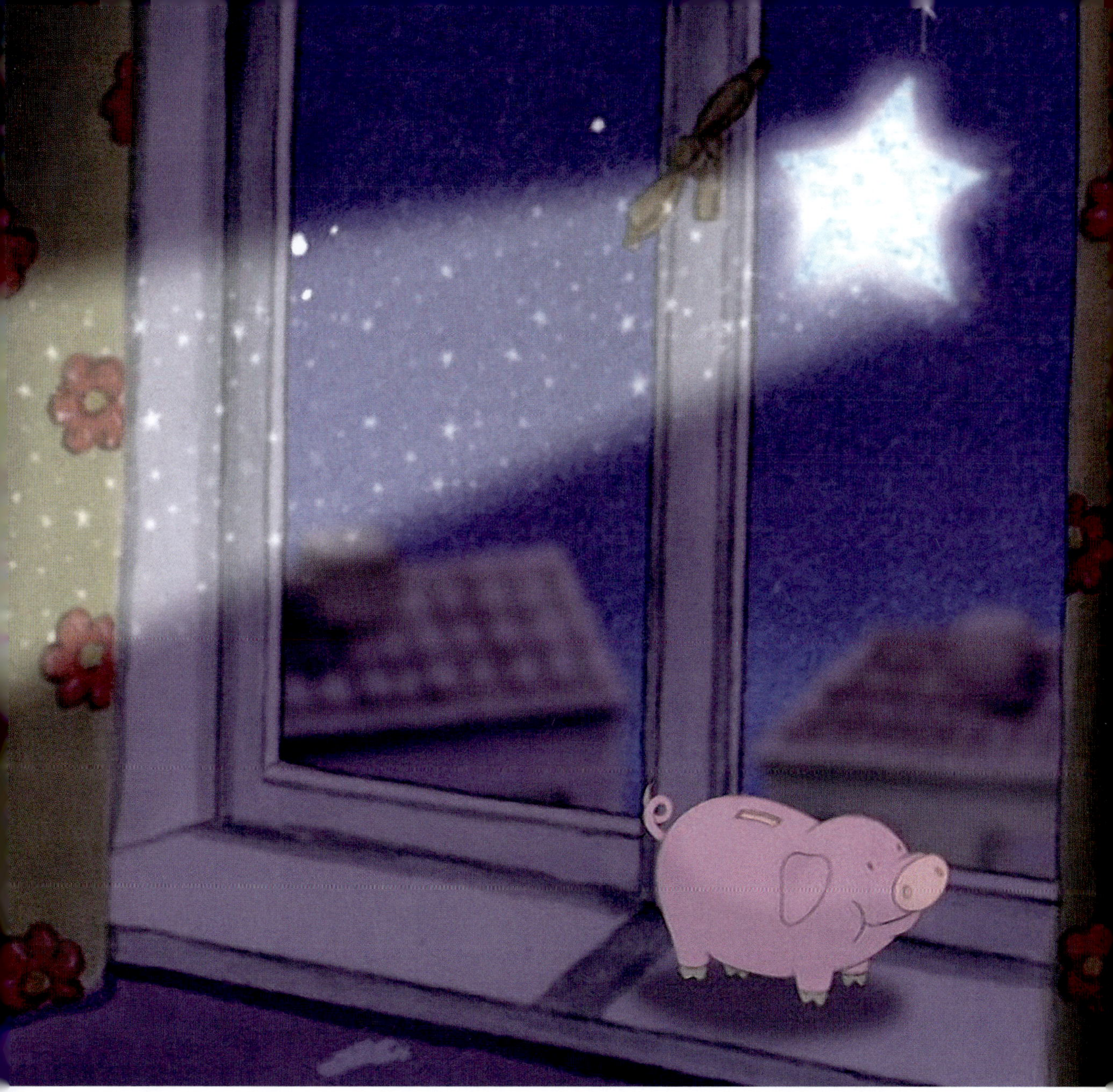

Auf dem Nachtkästchen liegt eines von Lauras Märchenbüchern.
Es ist „Sterntaler“, die Geschichte, in der für das arme Mädchen die Sterne vom Himmel fallen und sich in Taler verwandeln.
Ob ihr Stern das auch für sie tun könnte?

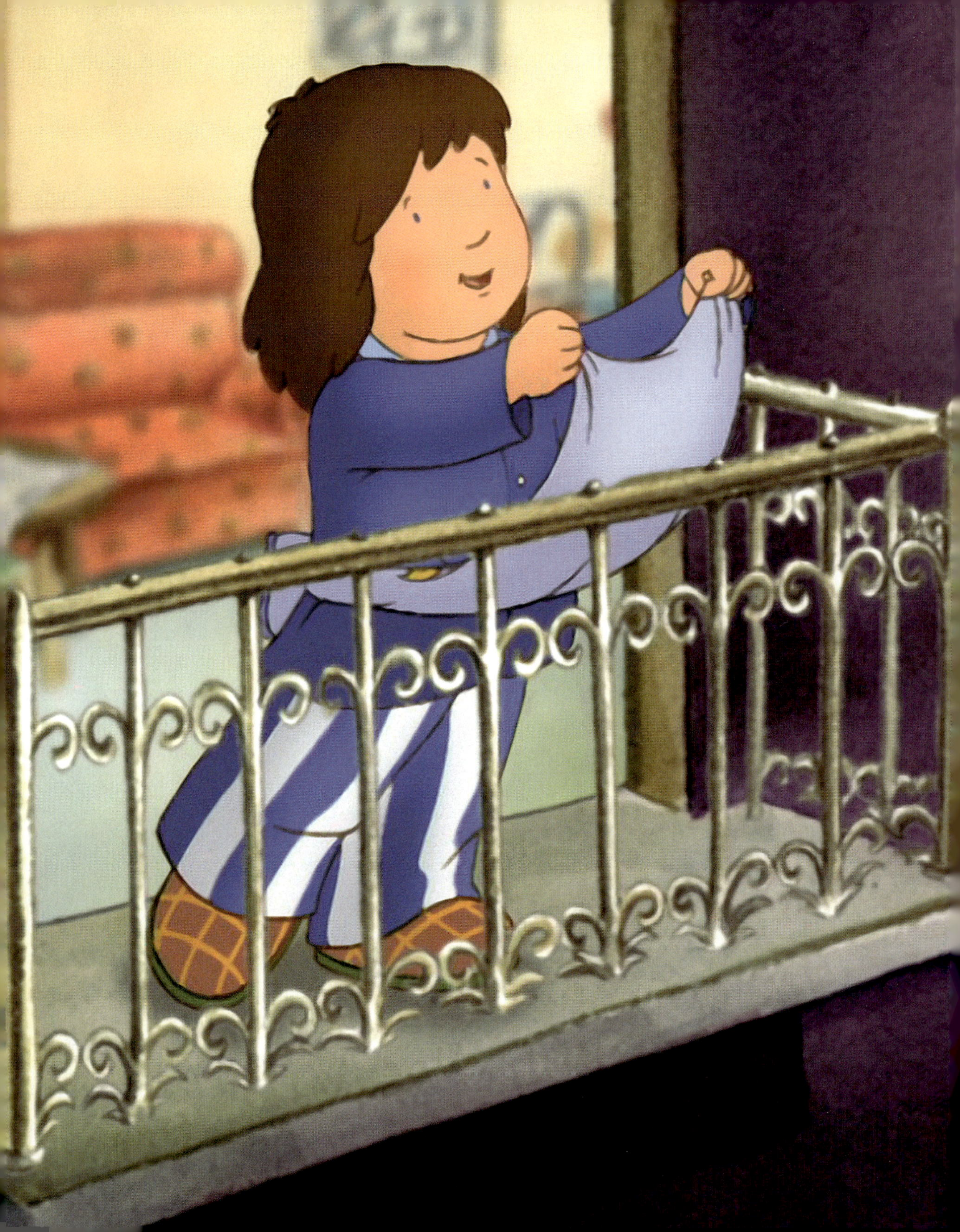

Laura überlegt nicht lange. Sie bindet sich ein Tuch als Schürze um und läuft auf den Balkon. Dort breitet sie die Schürze aus und sagt zu ihrem Stern: „Jetzt musst du nur noch Geld hineinregnen lassen! Bitte!“

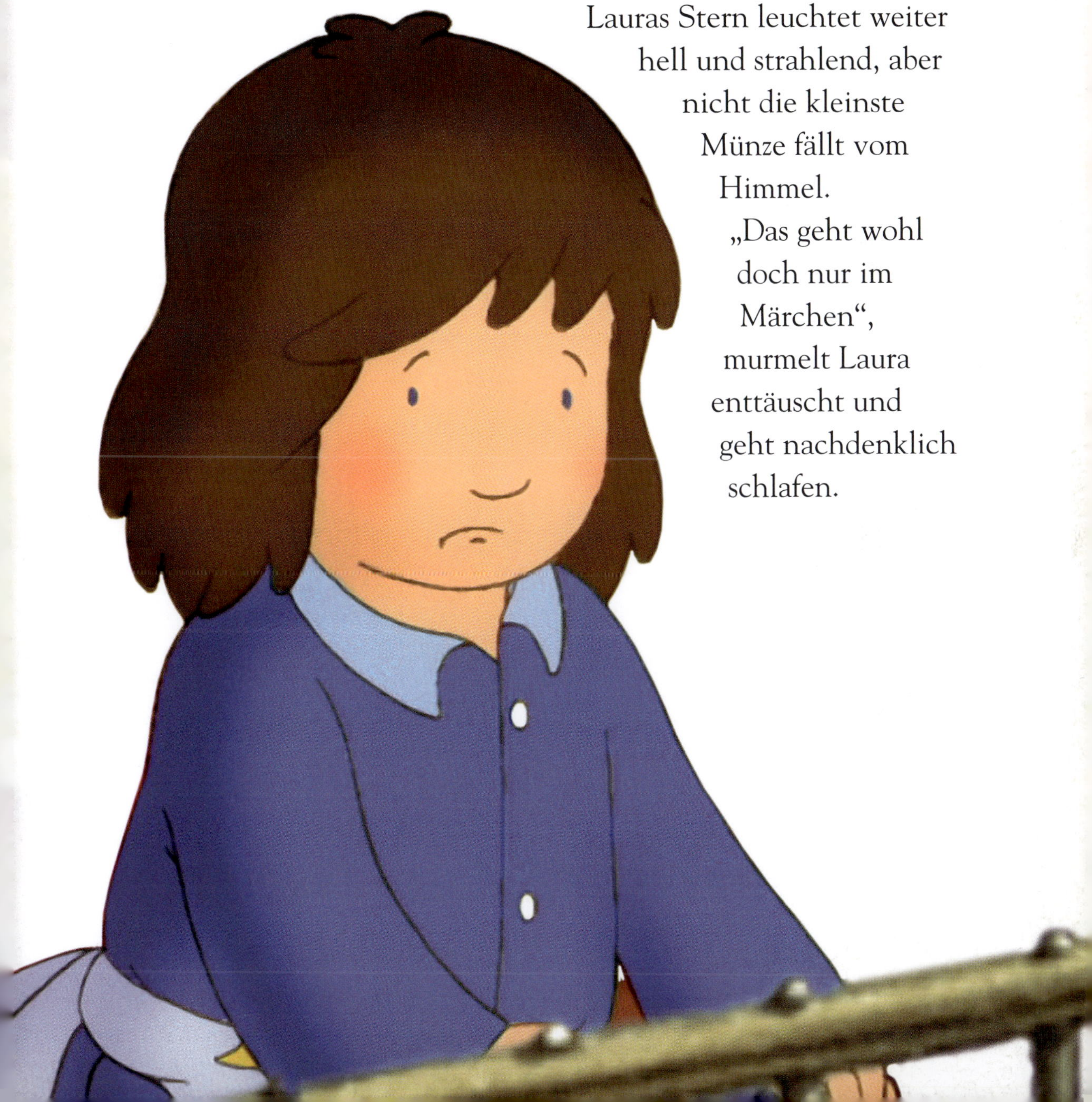

Lauras Stern leuchtet weiter hell und strahlend, aber nicht die kleinste Münze fällt vom Himmel.

„Das geht wohl doch nur im Märchen“, murmelt Laura enttäuscht und geht nachdenklich schlafen.

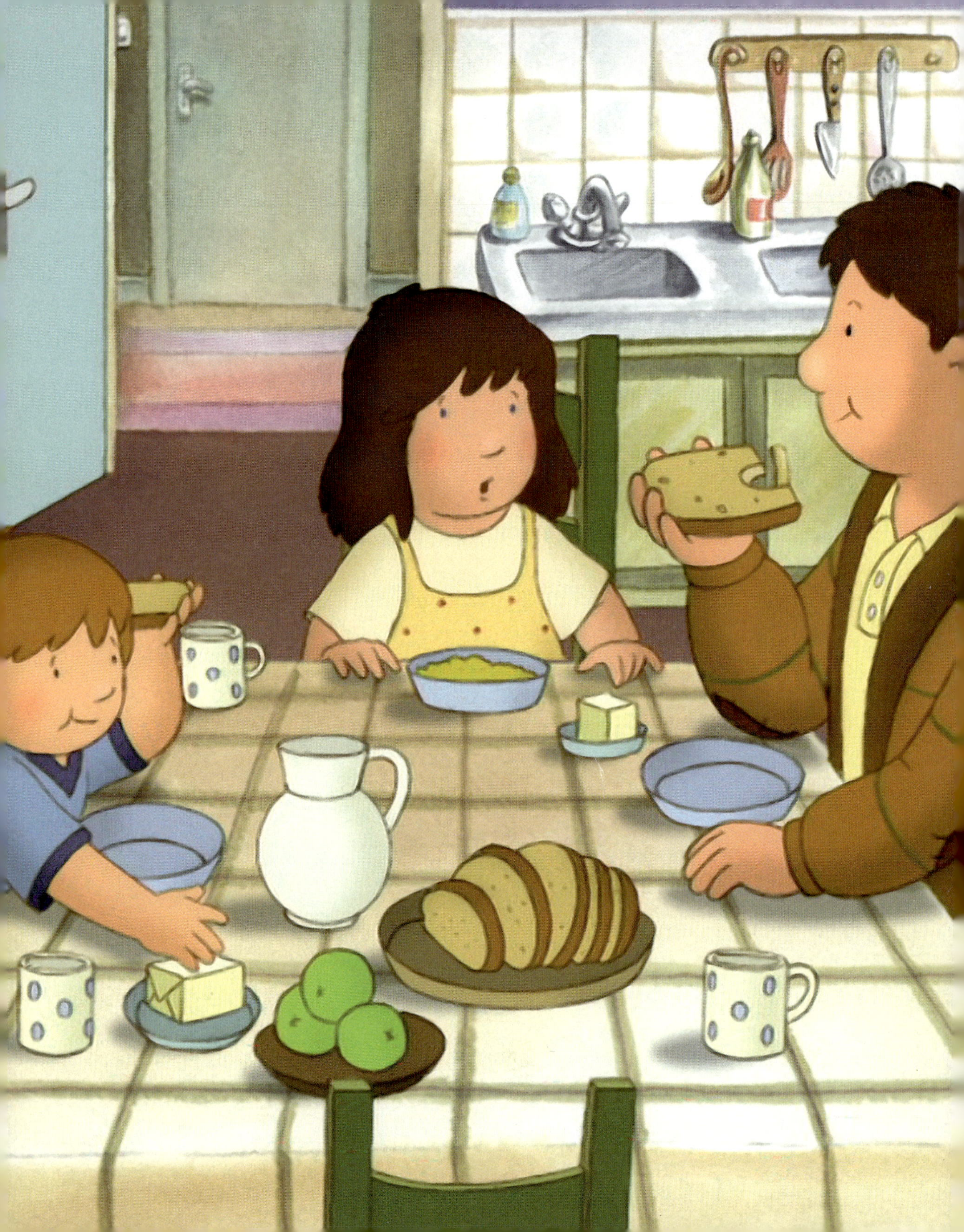

Beim Frühstück am nächsten Morgen traut Laura sich kaum, ihr Müsli zu essen.

„Bist du schon satt?“, fragt Papa.

„Weißt du, eigentlich brauche ich nicht immer so viel zu essen“, meint sie.

„Na, wie du willst“, sagt Papa und steht auf. „Ich muss jetzt jedenfalls wieder rüber an meinen Computer. Der ist vorhin abgestürzt.“ Er streicht Laura über den Kopf und verlässt das Zimmer.

Laura sitzt da wie erstarrt.

Oh nein! Der Computer ist kaputt! Jetzt verliert Papa auch noch seine Arbeit! Bald werden sie ganz arm sein. Zum Frühstück wird es kein Müsli mehr geben. Und nach und nach werden sie alle Möbel verkaufen müssen. Irgendwann werden sie auch die Miete für die Wohnung nicht mehr bezahlen können. Und wo sollen sie dann schlafen?

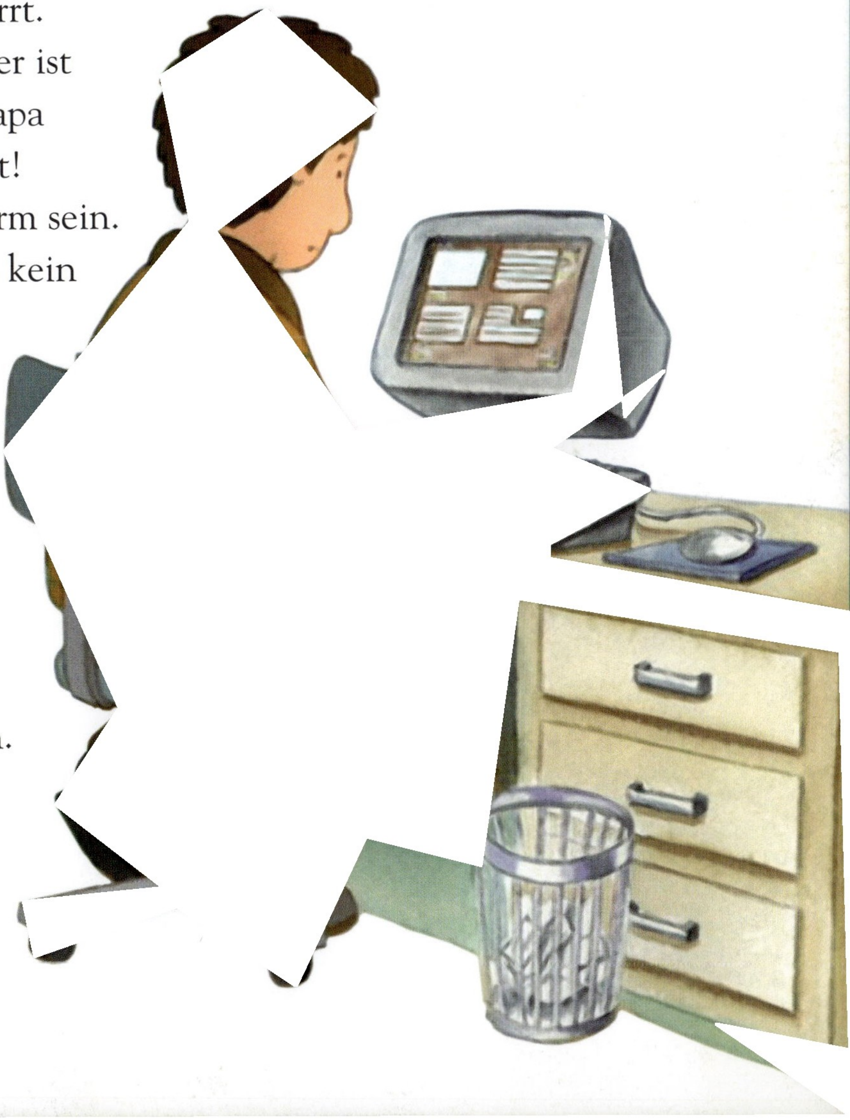

Traurig geht Laura in ihr Zimmer. Tagsüber kann sie ihren Stern nicht sehen, aber sie weiß, dass er da ist.
„Was soll ich nur machen?", flüstert sie.
Ihr Blick fällt auf all ihre Spielsachen und plötzlich hat sie eine Idee …

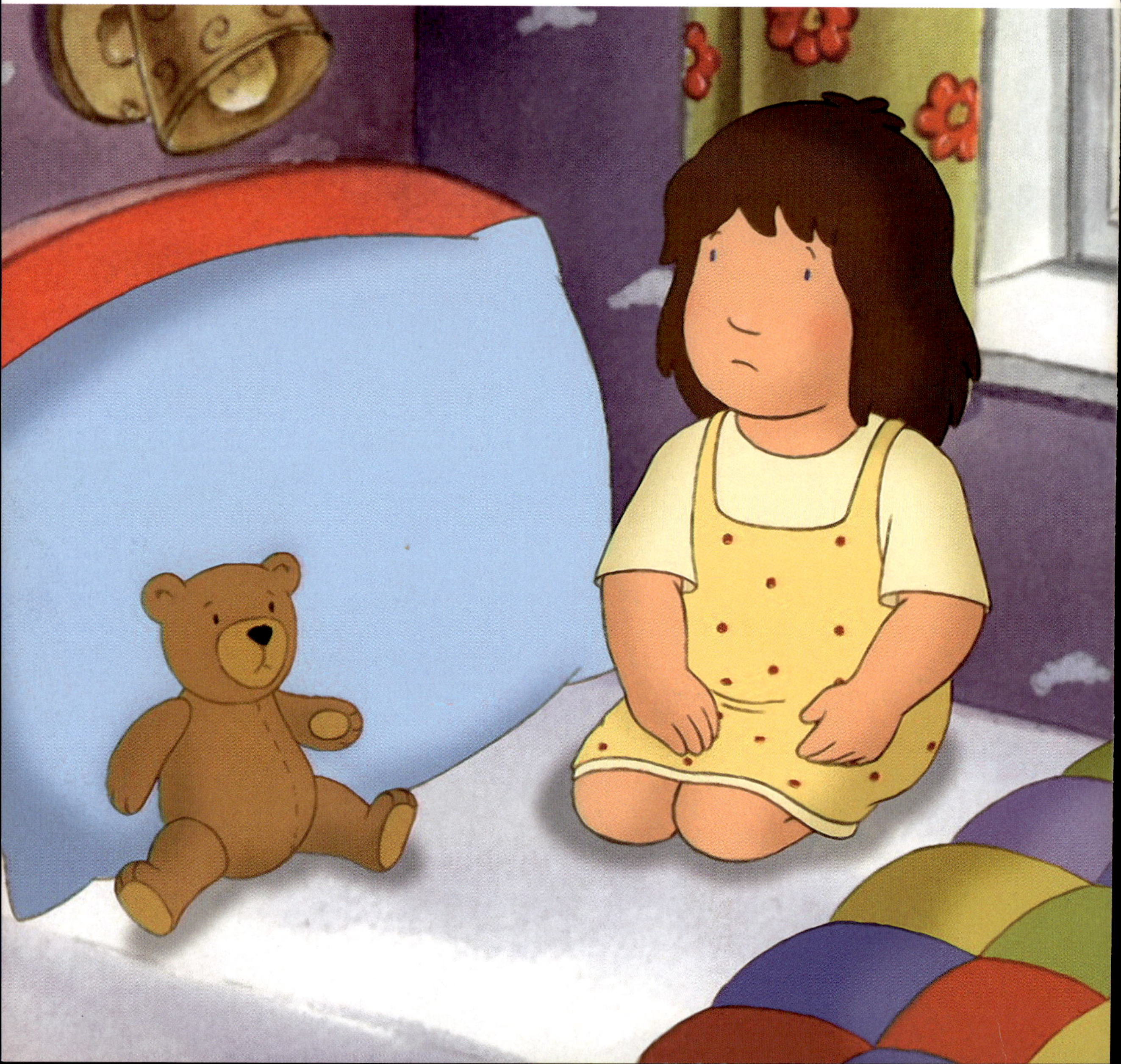

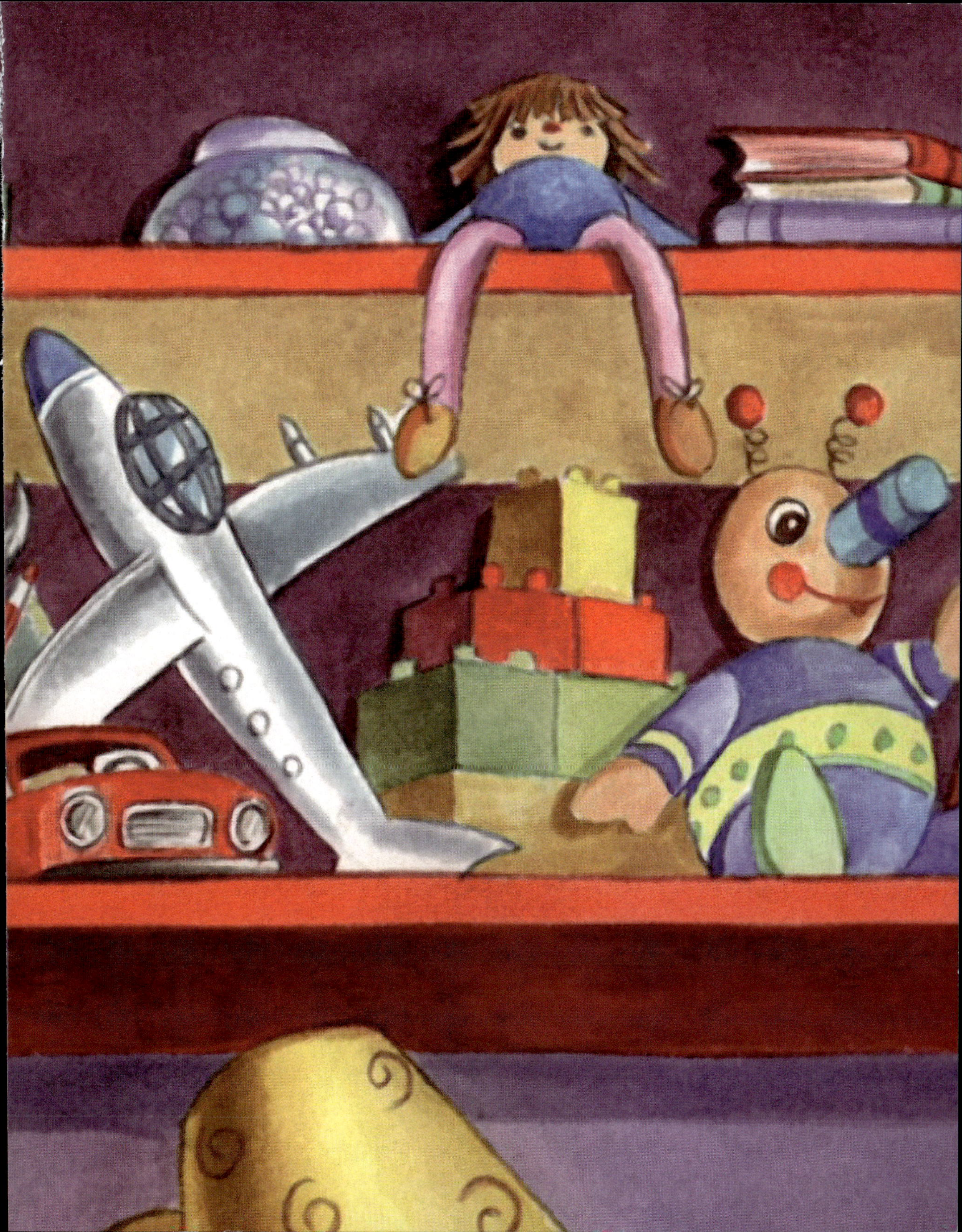

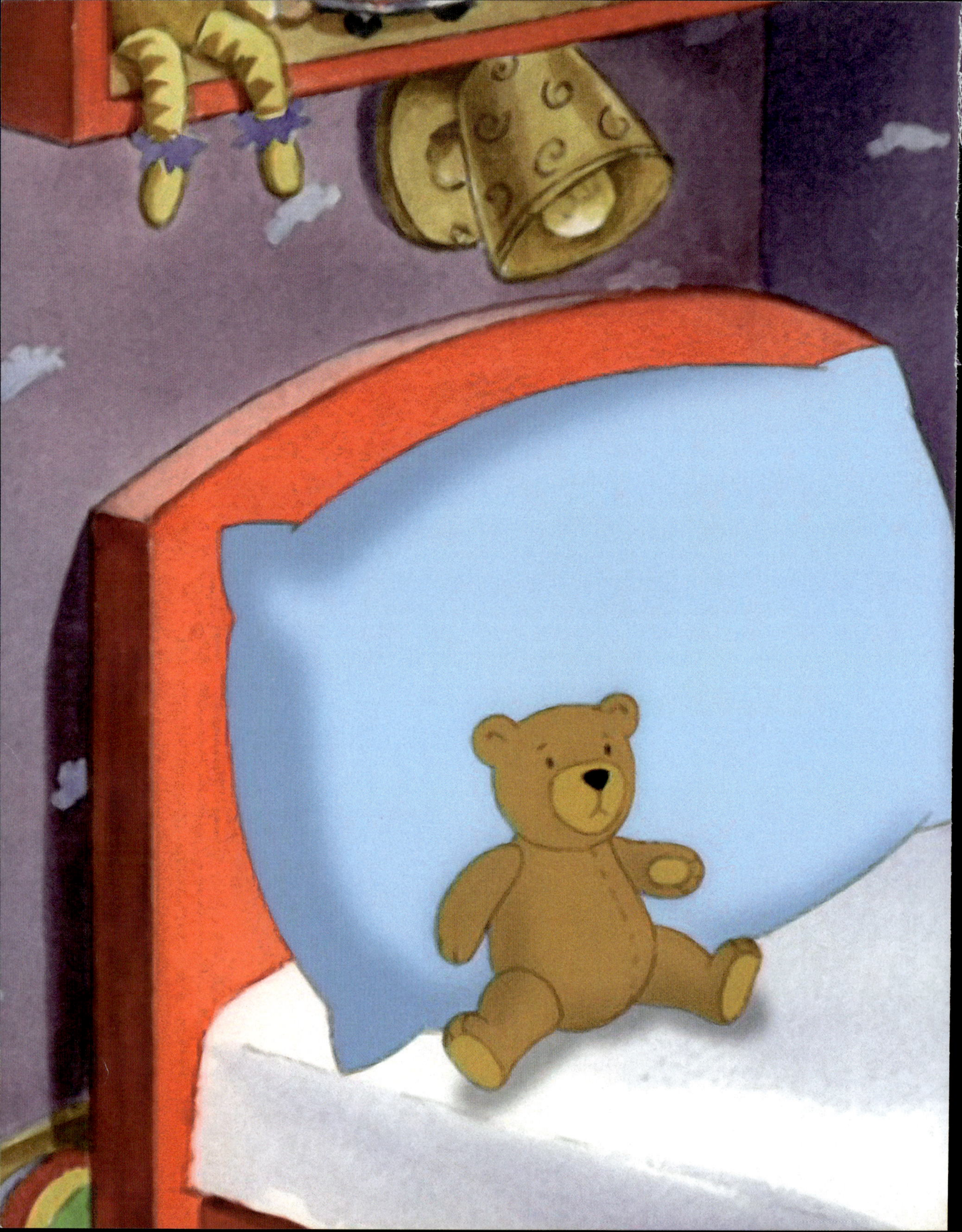

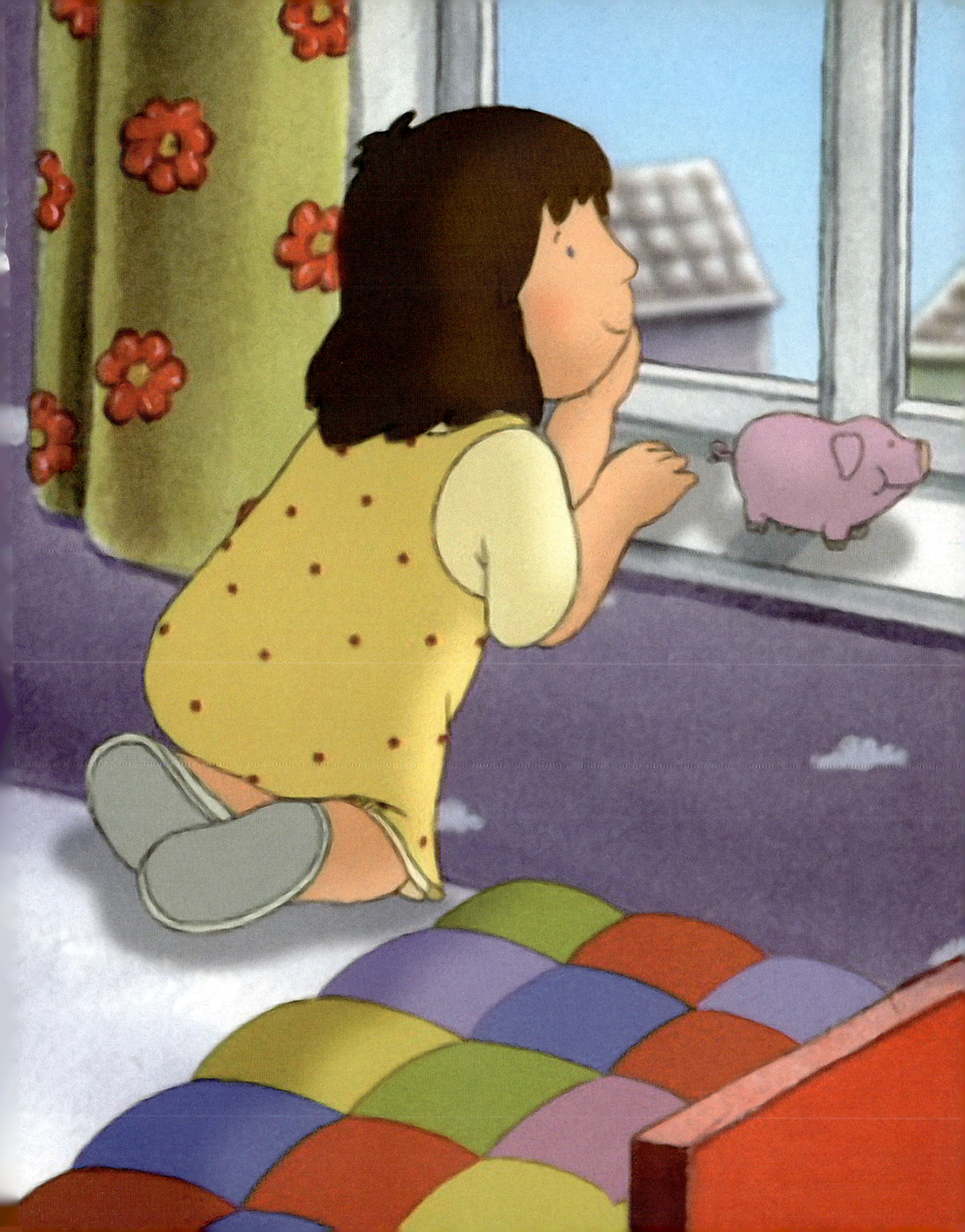

Als Papa und Tommy wenig später nach Laura suchen, ist sie nicht mehr in der Wohnung. Die beiden finden Laura unten im Hof. Sie sitzt auf der Erde und hat ihre Spielsachen vor sich ausgebreitet. Um sie herum hat sich schon eine Menschentraube gebildet.

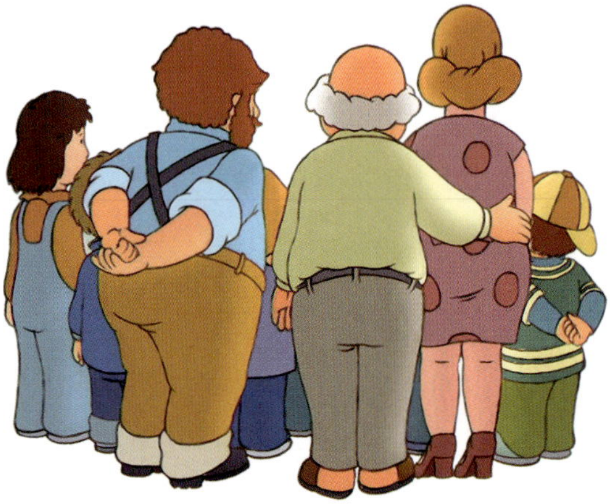

Laura ist gerade dabei, Sophie ein Flugbootauto zu verkaufen, da sagt Papa streng: „Meine liebe Laura! Könntest du mir bitte erklären, was du hier unten veranstaltest?"

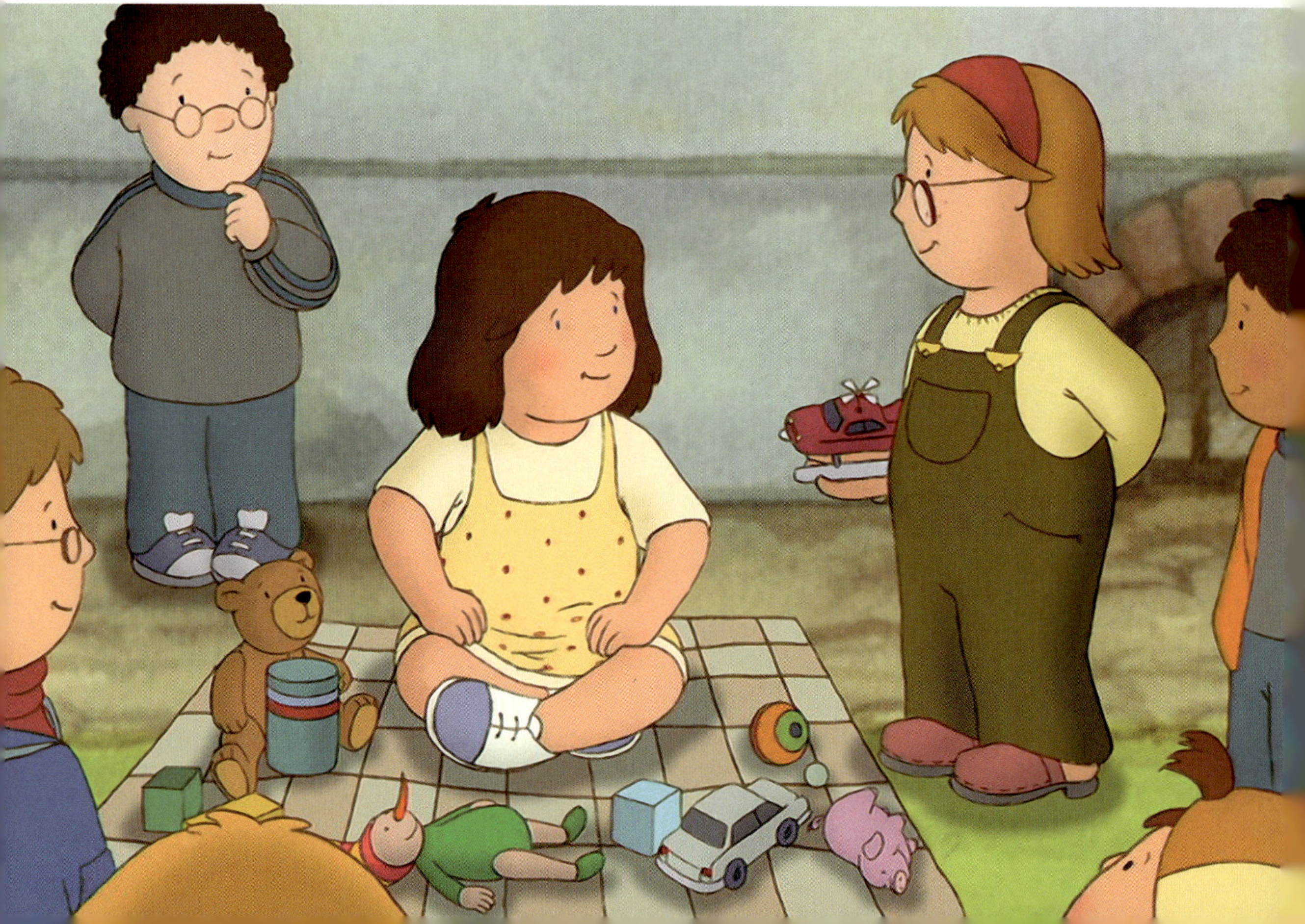

Als Papa, Laura, Tommy und Mama wieder oben in der Wohnung sind und Laura ihnen alles erklärt hat, ist Papa nicht mehr ärgerlich. Er sagt: „Aber Laura! Wenn ein Computer abstürzt, heißt das doch nicht gleich, dass er kaputt ist! Ich habe ihn schon längst wieder zum Laufen gebracht!“

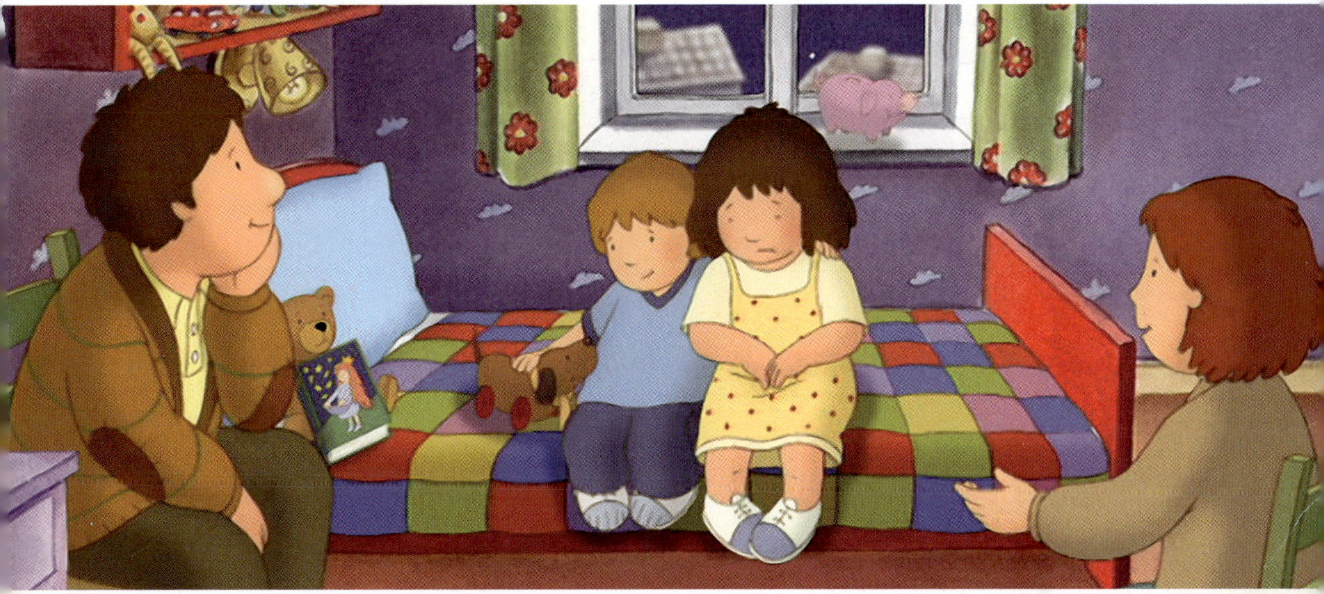

Und Mama sagt: „Ich habe mir auch längst einen neuen Bogen gekauft. Wegen so etwas werden Papa und ich unsere Arbeit sicher nicht verlieren.“
Papa streicht Laura über den Kopf.
„Das nächste Mal kommst du zu uns, bevor du wieder deine ganzen Spielsachen verkaufen willst!“, meint er. „Trotzdem bin ich stolz auf dich, dass du das für uns tun wolltest. Wenn wir so zusammenhalten, dann kann unserer Familie überhaupt nichts passieren. Egal ob wir reich sind oder arm.“

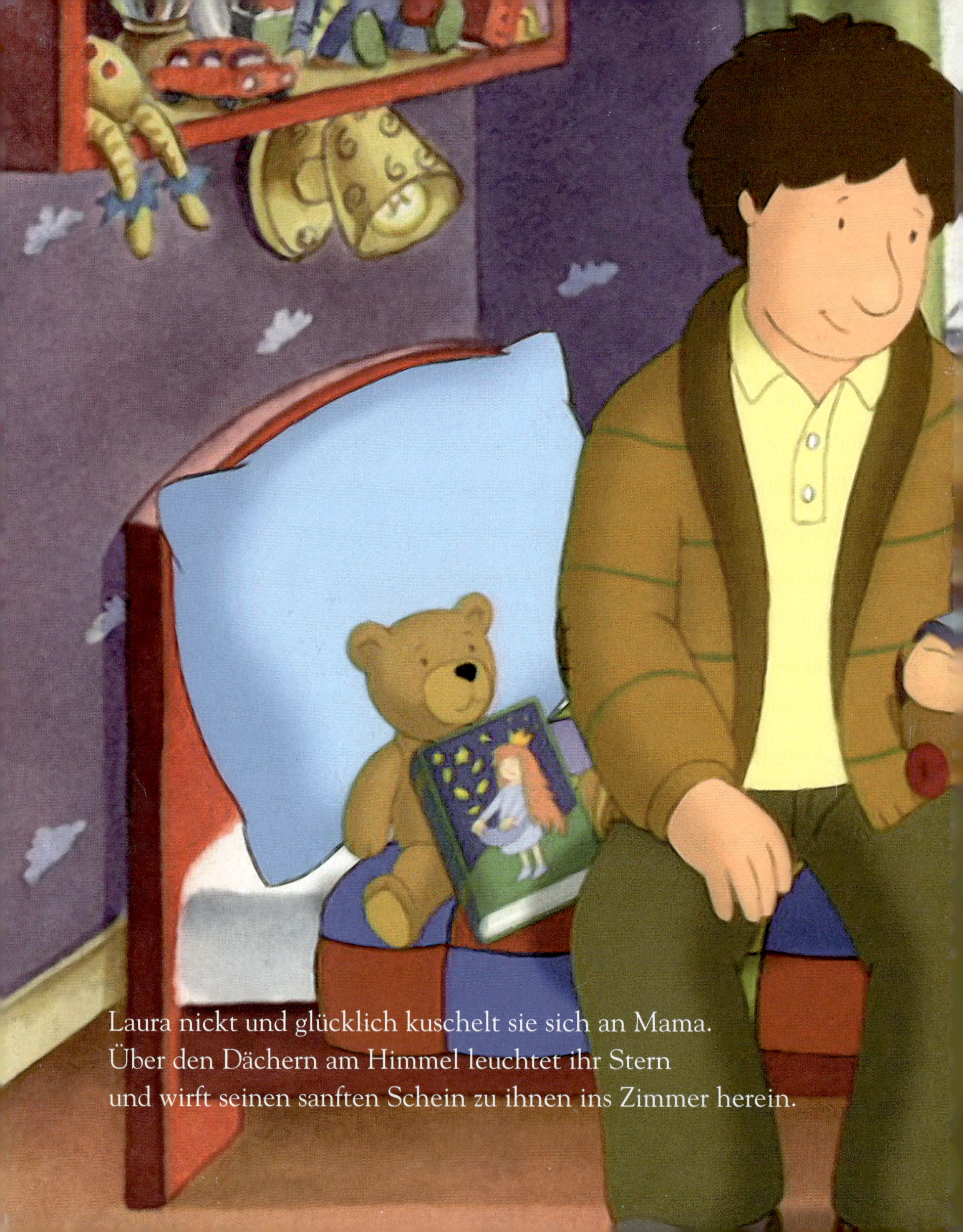

Laura nickt und glücklich kuschelt sie sich an Mama.
Über den Dächern am Himmel leuchtet ihr Stern
und wirft seinen sanften Schein zu ihnen ins Zimmer herein.